自分の見た目が許せない人への処方箋

こころの病「身体醜形症」の治し方

精神科医・形成外科医
中嶋 英雄

はじめに
その苦しみは「身体醜形症」かもしれない

自分の顔が嫌いでたまらない。そのせいで人生がつらすぎる――。

顔が気になって仕方がなくて、何時間も何十時間も鏡を見つづけてしまう。自撮りを繰り返して変に見えない角度を探したり、写真アプリの加工にハマったりしてみるものの、結局は自分の現実を見て落ち込んでしまう。

メイクに何時間も費やしたり、髪形の小さな乱れが気になって数秒おきにチェックしたくなる衝動が止まらない。とにかく人の目が怖いから、学校にも行けないしバイトにも行けないし、明るいところに出たくもない……。人に会うと顔を評価されている気がして、自然に話せないし笑えない。

家族や友人からは「思い込みだよ」「気にしすぎだよ」と言われるけれど、「どうして自分はこんなに醜くて、最悪なんだろう」という気持ちはいっこうに消えない。だから、はやく整形して何とかしなきゃという考えが頭から離れない。こんな自分は弱くて生きてちゃダメな人間なんだ――。

あなたはもしかして、こんなふうに思っていませんか？

でも、それは違います。なぜなら、あなたの苦しみの原因は「身体醜《しんたいしゅう》形症《けいしょう》（Body Dysmorphic Disorder：BDD）」という、こころの病かもしれないからです。

SNSが日常になり、自撮りが当たり前になった今、かつてないほど「顔」に注目が集まる時代になりつつあります。と同時に、傷つく人も増えています。

事実がそうでなくても、SNS上で「ブス」「ブサイク」「ダサい」などというレッテルを貼られてしまえばさらしものにされ、自死にまで追い込まれることもある世の中です。

可愛く美しくカッコよくなくては生きていけないと思ったって不思議はないですし、傷ついたからといって、あなたが弱い人間だというわけではありません。

傷つくことと弱さは、決してイコールではないからです。

身体醜形症は、何か特別な感覚を持った人だけがかかる病気ではなく、誰にでも起こりうる精神疾患です。とくにSNSがこれほどまで普及し、ルッキズム（外見に基づく差別）やエイジズム（年齢に基づく差別）、さらにはセクシズム（性差別）というプレッシャーがのしかかる今の社会においては、誰もが身体醜形症にかかる可能性があるといっても言い過ぎではないかもしれません。

どうにかして今の自分を変えたい。でも、どうしたらいいかわからない——。

そうした悩みを抱えて美容整形を受け、さらに苦しみをつのらせてしまう人、日常生活が送れなくなって引きこもってしまう人、また不安障害やパニック障害になったり、リストカットや摂食《せっしょく》障害へと悪化してしまったり、解決の糸口を見つけようと思ってもどうにもならない——という方たちが私のところへとやって来ます。

もちろん客観的に見て、その方たちが醜いわけでは決してありません。

それでも「自分の見た目が許せない」という気持ちにとらわれてしまう——その苦しみこそが、身体醜形症という病です。

「顔で悩むなんて、思春期病でしょう?」と思う方もいるかもしれませんが、そうではありません。若い年齢層の患者さんも多くいらっしゃいますが、40代、50代で発症する方もいます。

また意外かもしれませんが、女性に特有の病気というわけでもありません。男女比も1対3ほどで、男性でも苦しんでいる方が多くいます。

実際、アメリカでの調査によれば、人口あたり2～3%の人が、この病の患者だと言われます。

周囲に悩みを打ち明けずにいる人や病院に行けずにいる人だっているはずですから、本当は数倍の患者さんがいるということになるでしょう。

それだけ今、この病に苦しむ人が増えているのです。

私は現在、精神科医として身体醜形症をはじめとする神経症疾患を専門に診ていますが、十数年ほど前までは、じつは形成外科医として手術ばかりをしていました。

形成外科と聞いてピンと来ない方もいるかもしれませんね。簡単に説明すると、頭のてっぺんから手足の先まで、全身の外表の「異常」をあつかうのが形成外科です。たとえば、生まれもった変形の治療や、火傷《やけど》や外傷による変形、傷跡の修復、がんで切除した部位の再建手術などをするといったらイメージしやすいでしょうか。美容外科もその一部です。

身体醜形症は「見た目」を気にする病気ですが、本質はこころの病です。

外見の小さなコンプレックスが、こころの病の引き金になってしまうこともあります。ですから、人の目にはなかなか判別できないようなわずかな変形やゆがみも見逃さずに、こころと並行して「見た目」のコンプレックスの解消方法も探っていく必要があります。

顔のコンプレックスもこころのコンプレックスも、その重みはどちらも変わりません。文字通り、心身は一体だからです。

たしかに、身体醜形症の患者さんには、いちど整形をすると整形依存に陥りやすい傾向がありますから、多くの精神科医が美容整形に否定的なのもわかります。

けれども私は元形成外科医として、美容整形も、ときには利用したらいいと思っています。もちろん、誰にでもすぐお勧めするわけではないですが、美容整形によって救われる方もたくさんいるからです。

そして、実際に美容整形手術を受けた場合でも、手術結果を受け入れて、より前向きに社会復帰できる人もいれば、受け入れられずに苦しみつづける人もいるという現実を見てきました。その違いは、いったい何なのでしょうか。

外見とこころの関係を、美容形成外科学と精神心理学の双方からアプローチすべきだと考え、私は「精神美容形成外科学」という学問分野の必要性を考えるようになりました。

とても生きにくい世の中だと思います。見た目など気にせずに胸を張って生きられる社会であったら、ハッピーになれる人がどんなに多いことか。でも残念ながら、今すぐ社会を変えることは叶《かな》いません。

だったら、自分が生きやすくなるよう見た目を変えたっていい。自分を好きになって自信をもって生きるための希望につながるのなら、大きな一歩になるはずだからです。

ただ、重要なのは、急いで結論を出してしまわないことです。

好きになるはずだった自分の顔にメスを入れつづける結果になることは避けなくてはなりません。

こころの準備が整えば美容整形はいつだってできるのですから、焦る必要はありません。まずは苦しみの原因を見つけてほしいのです。

あなたの苦しみのもとは何で、それを解消するためにはどんな解決法があるのか。できるかぎりのアドバイスを本書に詰め込みました。

本当は自分の顔を好きになりたいのに、好きになれない——。

その苦しみには、必ず終わりがあります。

だから安心して本書を読み進めてください。あなたの苦しみが少しでも和らいで、自分を好きになるためのヒントになれば、これほど嬉しいことはありません。

自分の見た目が許せない人への処方箋

こころの病「身体醜形症」の治し方

目次

第２章　身体醜形症になりやすい人には６つのタイプがある

序章
「自分が醜い」という気持ちから逃れられない人へ

「自分が醜い」と思うのはなぜ?――問題はこころなのか、身体《からだ》なのか?

あなたはどんな人を見たとき、「美しい」と感じますか?

では、あなたの隣にいる人は、あなたが美しいと思った人を見て、同じように「美しい」と感じるでしょうか?

むずかしく考える必要はありません。答えは簡単です。

あなたが美しいと思ったからといって、隣の人が同じように美しいと感じるかはわかりません。そう。わからないのです。

ここに「美しさ」の本質が見えてきます。

美しいかどうかを決めているのは個の主観的な感覚であって、万人に共通する基準があるわけでもありませんし、数値化して計れるものでもありません。

美しさに、正解はないということです。

たとえば、文化《カルチャー》によっても、美しさのとらえられ方はずいぶんと違います。

日本では今、「美しい=痩せている」という価値観が多数派ですが、欧米や南米、オーストラリアなどを訪れると、そうではないことに気づきます。

ビーチではふくよかな老若男女が惜しげなく肌を出して楽しんでいて、その姿を見て醜いと思う人は誰もいません。日本人の標準体型であれば、むしろ痩せすぎと思われてしまうほどです。

それに、日本では真っ先に美容整形の対象になりがちな一重まぶたも、ヨーロッパではアジアンビューティーの象徴。周囲からは「なんて美しい目なの！」と称賛の的にもなるほどのモテ顔です。

美しさには流行りもありますね。10年経てばメイクもファッションも移り変わるのと同じで、どんな顔を可愛くて美しいと見るかの価値観も、時代によって変化します。その流行りが顕著にあらわれるのが美容整形です。

たとえば、ひと昔前までは存在感のある高い鼻が人気でしたが、最近は「忘れ鼻」といって小さく目立たない小鼻がブーム。人々の好みも美意識も流動的なものであって、美しさに「これ」というスタンダートはないということです。

ここでもう一度、最初の質問をしてみましょう。

あなたはどんな人を見たとき、「美しい」と感じますか？

あなたがその人を美しいと感じるのは、見た目が好みだからでしょうか？　今流行りの顔だからでしょうか？　憧れの存在だからでしょうか？

理由はさまざまあると思いますが、確実に言えるのは、その人を「美しい」と判断しているのは、あなたの主観だということです。

それなら、どうして、あなたは自分を醜いと感じるのでしょう？

もしかしたら、ＳＮＳ上の自撮りに寄せられたネガティブなコメントがきっかけで、自分は醜いんだと感じるようになった方もいるかもしれません。

こころない言葉を受ければ傷つくのは当然ですが、知っていただきたいのは、そうした評価とあなた自身の本当の「美しさ」とは、まったく無関係だということです。なぜなら、繰り返しになりますが、美しさを感じるのはいつだって、あなた自身だからです。

輝いて見える人が〝美しい〟のは、果たして外見だけが理由でしょうか。

もちろんあなた好みで、あなたの美意識にかなった憧れの顔だという理由はあるでしょう。かといって、その顔さえ手に入れば「自分が醜い」というとらわれから解放されるかと言えば――。答えはノーだと思います。

もし、「自分が醜い」という気持ちにとらわれているのなら、問題は外見にではなく、自分自身を受け入れられずにいる、あなたのこころにくすぶっています。

自分が求める完璧な容姿ではなくても、自分を受け入れることはできます。不完全な自分でも、好きになることは可能です。

では、自分の見た目に納得し、自分を好きになるためには一体どうすればいいのでしょうか。

形成外科医であり、精神科医であるから見えること

「自分が醜い」と思い詰めてしまう人のなかには、ほかの人には理解できないような微細な顔のゆがみやパーツの大きさの違いを敏感に感じとり、嫌悪感を抱いてしまう人がいます。人から「何ともないよ」と言われても気になって仕方がないのです。だからマスクやサングラスで隠したり、メイクを濃くしたり、あるいは些細な違いを気にして何時間も鏡を見てしまったりすることもあります。

ただ、じつは形成外科医の視点で見ると、実際に先天的な病気が隠れている場合もあります。たとえば、第一第二鰓弓《さいきゅう》症候群といって、下あごや耳、口などの片側の発育が悪いために、顔に変形やゆがみが生じる病気がありますが、程度によっては本人も周囲も気づきません。

また、頭《ず》蓋《がい》縫《ほう》合《ごう》早《そう》期《き》癒《ゆ》合《ごう》症《しょう》という先天性の病気も、顔にゆがみが生じます。

あかちゃんの頭のてっぺんが柔らかいことはみなさんご存じだと思いますが、人の

頭蓋が脳の成長とともに大きくなるように、8個の大きな頭蓋骨は頭蓋縫合という軟骨組織でゆるくつながっているのです。通常は、6歳ぐらいでもまだ柔らかい軟骨の状態で、脳が充分に発達してからしっかり閉じて強固な頭蓋骨になるわけですが、先天的にはじめから頭蓋縫合が早く骨化《こっか》し閉じてしまったりしたために、頭蓋や顔面に変形が出てしまうのがこの病気です。

その閉じ方の具合によって、頭が縦に短くなったり（＝短頭症《たんとう》）、斜めや三角になったり（＝斜頭症《しゃとう》／三角頭《さんかくとう》）、とがったり（＝尖頭《せんとう》）します。れっきとした病気ですが、医師でも専門外であれば気づくのはむずかしいでしょう。

上まぶたが正常な位置より下がってしまう眼瞼下垂《がんけんかすい》もそのひとつです。つまり、メンタルな問題のように思えた悩みが、じつは身体の病気である場合もあるということです。

形成外科医が診て病名がつき、そして社会生活に支障が出る程度と判断されれば健康保険の適用となり、ゆがみも変形もきれいに治ります。その結果、「自分が醜い」と思い悩んでいたこころの問題も解決してしまうことがあります。

この世界中のどこを探しても、完璧に左右対称な顔をしている人はいませんし、ゆがみがまったくないという人も存在しません。だからといって、小さな違和感を「思い込み」で片づけてしまうわけにはいきません。

たとえば、非常に感受性が強く敏感な気質をもったHSP（ハイリー・センシティブ・パーソン）の方は、一般の人には判別できない左右の目の大きさの違いにも気づきます。

その差に気づいてしまうがために、身体醜形症というこころの病にはまり込んでしまう方もいます。ですから、0・5ミリというわずかな差で悩んでしまうのも、人によっては仕方のないことだと思います。気になる方は71ページの「HSPセルフチェックシート」をやってみましょう。

それでも「美しくなりたい」気持ちは否定しなくていい

今は認められないかもしれませんが、そもそもあなたは醜くなどありません。ですから本来は自分を否定する必要などないのですが、その「とらわれ」の気持ちや思考をコントロールできないのがこの病気です。

周囲からは「現状を受け入れようよ。別に変ではないのだから、美しくなろうと頑張らなくていいよ」と言われることもあるでしょう。けれども「美しくなりたい」という欲求は、むしろとても大切だと私は思っています。

なぜなら、「美しくなりたい」と願うのは、人間が本能的に抱くとても自然な欲求だからです。人はそもそも、美しくありつづけたい生きものなのです。

その理由は、人類の脳の発達に関係していると考えています。

もともと私たちには、会った瞬間に相手が敵か味方か、食用になるかならないか、性的欲求の対象になるか否かを判断する力が備わっています。それは私たち哺乳類の情動の原点が、「におい」を認識する嗅葉《きゅうよう》（嗅脳《きゅうのう》）にあるからです。この嗅脳は生命維持をつかさどる脳幹《のうかん》の上に位置しています。

進化の過程で、やがて脳幹の周りに大脳辺縁系《だいのうへんえんけい》が形成され、感情機能（扁桃体《へんとうたい》）と学習記憶機能（海馬《かいば》と扁桃体）が成長し、においを嗅ぎ分け、過去の記憶と照らし合わせて善し悪しを判断できるようになりました。

さらにその外側に大脳新皮質《だいのうしんひしつ》が発達したことで、人類は思考したり感情をコントロールしたりするようになりました。そして性欲と愛情が区別され、人類が人間らしさを持つようになったのです。

こうした原始的な嗅脳の働きはまだ残ってはいるものの、進化の過程でその役割は低下し、代わりに台頭したのが視覚です。

1970年代に心理学者のアルバート・メラビアンが提唱したメラビアンの法則によれば、人の第一印象を決めるのは視覚情報が5割以上だと言われます。それほど人にとって「見た目」の影響力は強いということです。

何が美しくて美しくないかを判断しているのはあなたの主観ですが、何かを見て「美しい」と感じるとき、私たちの脳では前頭葉の眼窩前頭皮質《がんかぜんとうひしつ》という部位の活動が高まっています。この眼窩前頭皮質は、ご褒美をもらったときや、もらえるとわかったときに働く「報酬系」という神経回路のグループに属しています。

つまり、美しいものを見ることは、脳にとってご褒美なんですね。

そして、このご褒美センサーは、安心や安全を感じたときにも反応します。脳にとって「美しい」と感じることは、「安心や安全を認識する」こととイコールなのです。

脳が美しいと判断するものには、いくつかのパターンがあります。代表的なのが対称性です。心理学の研究によれば、人は左右対称の物体を美しいと認知しやすいことがわかっています。

生物学的には、左右対称でないことは〝異常〟と認識されるという仮説もあります。この仮説の背景には、非対称の原因が遺伝子異常によることが多く、また病気や外傷によるのであれば、環境適応能力が低いと判断されるためではないかと思われます。

そのため左右対称である個体のほうが、環境適応能力に優れた好ましい遺伝子を持っている可能性があるのではないか、というのです。

そんなわけで、他人の容姿を見たときにも、私たちは均整のとれた対称性の高い顔や身体に魅力を感じる傾向があります。自分の遺伝子を残す相手にふさわしいと、脳が判断しているためでしょう。

対称性はあくまでも一例ですが、誰の脳にもこうした本能が備わっています。

だからこそ自分が「美しい」と思う相手を求め、自分もその相手にふさわしく「美しくありたい」と願うものなのです。そこには同時に「自分を好きになってほしい」「自分を選んでほしい」というメッセージが込められています。

本能に逆らうことは誰にもできません。ですから自分を魅力的に見せたいと思うことを恥じらう必要は、少しもないのです。

整形すれば誰でも美しくなれるのか

では、美容整形についてはどう考えたらいいでしょうか。

ひと昔まえは、「親からもらった身体に傷をつけるなんて」と否定的な考えが主流でしたが、今そうしたタブー感はだいぶ和らいできています。少し手を加えることでコンプレックスが和らいで自分に自信を持てるようになるのなら、美容整形の力を借りたっていいのではないかと考える人も増えてきました。

私は、「自分が醜い」と感じている人に対して、「今のままで納得しなさい」とは言いません。苦しい現状を変えるために美しくなりたいのですから、努力や工夫をすることに何も問題はないはずです。

その選択肢のひとつとして、美容整形を考えたってかまいません。ただ、踏み切るまえに、知っておいていただきたいことがあります。

それは、美容整形はあなたの理想を100パーセント叶える手段にはなり得ないということです。「どうして?」と思う方もいるかもしれませんので、ここで美容整形の手術について少し説明しておきましょう。

まず、あなたが整形しようとする際には、「こういう顔になりたい」という理想があると思います。けれども、その理想を医師が完全に同じように共有することはできません。術前の話し合いは、あくまでもイメージのすり合わせですから、〝現実には存在しない〟ものについて同じイメージを抱くのは根本的に無理なのです。

そして美容整形を含むメスをつかった外科的な手術は、どんなものであっても基本的に「不可逆的《ふかぎゃく》」だということをご存じでしょうか。

外科医があつかうのは粘土のかたまりではなく、血のかよった生きた人間の組織ですから、一度切って形を変えたものをもとに戻すことは原則的にはできません。いったん手術をしたら、あと戻りはできないのです。

そのため、結果が満点でなくても、ある時点で「これで満足しよう」と受け入れる必要があります。プチ整形が気軽で人気なのは、メスを入れないがゆえに、もとに戻すことも可能だからです。

この〝ある時点〟というのが、いわば美容整形の限界です。その限界を受け入れられずに100点満点を追い求めてしまうと、整形依存と呼ばれる状況に陥ります。

何度手術を繰り返しても満足できず、最終的にはかえって容貌を損なってしまう結果にもなりかねません。

けれども美容外科医が患者さんの精神状態を優先して診ることはありませんから、ほとんどの場合、患者さんが望めば望んだだけの手術をします。ここに落とし穴があります。残念ながら、美容整形がきっかけで身体醜形症になってしまう方がいます。こころにくすぶっていた「とらわれ」が、手術したことでかえって悪化するからです。

「整形する可能性」を残したまま、苦しみを減らす道はある

一方で、美容整形がこころの病を回復させる力になることがあるのも事実です。

実際、身体醜形症と診断された方でも、正しいタイミングで適正な手術を受ければ、それまで悪夢のようにつづいた悩みからスッと解放されてしまうことがあります。

その違いをもたらすのは、美容整形を受けるタイミングと適切な医師の選択です。

美容整形をいくらしたところで、100パーセントの理想には届きません。

その現実と〝折り合う力〟が、あなたのこころに備わっているかどうか――。この見極めがとても重要です。

目のまえの現実に折り合い、その時点での自分を受け入れる力は、精神心理学でいう「レジリエンス」の一種です。レジリエンスとは、思わしくない事態に遭遇したときに、そのストレスに押しつぶされてしまわずに、えいっと跳ね返して前に進む精神の働きのこと。精神医学では一般的に「抗病力《こうびょうりょく》」とも訳されますが、「逆境力」「こころの免疫力」と表現するとわかりやすいと思います。

「自分が醜い」という気持ちにとらわれつづけてしまうとき、あなたのこころの免疫力《レジリエンス》は何らかの理由で弱っていたり、そもそも充分に育《はぐ》まれていなかったりする可能性が

あります。そのため、日常のあらゆる出来事をネガティブに受けとめがちです。

まずはその思考のクセを改善させ、ものごとを前向きにとらえる思考に置き換えていく力を高めていきます。自分の感情や行動（＝情動）をコントロールできるように、レジリエンスを鍛えるのです。

そして、レジリエンスがある程度ついたところで、自分の容姿ともう一度向き合って、美容整形の必要性を問い直します。どんな結論が出るかは、もちろん一人ひとり違います。具体的な方法は第3章で紹介していきますので、ぜひ参考にしてください。

形成外科から精神科へと転科し、容姿に悩むさまざまな患者さんと出会って試行錯誤してきましたが、その経験からひとつ確実に言えることがあります。

とても単純ですが、〝こころと身体は切り離せない〟ということです。

こころへのアプローチが身体に作用することもあれば、身体へのアプローチがこころに効くこともあります。こころと身体の双方のバランスを整えていくことで、絶望のなかにも希望を見つけることができるのです。

今のあなたはまだ、苦しみのただなかにいるかもしれません。けれども、この先のあなたの人生が可能性に満ちているのは紛れもない事実です。だから今いちど、自分のこころと身体を見つめ直してほしいと思います。

SELF CHECK

［セルフチェック］**身体醜形症の10のサイン**

つぎのような兆候は、身体醜形症かもしれないサインです。当てはまるものがあるかどうか、チェックしてみましょう。

☑ 顔や身体の気になる部分を、鏡で毎日何時間も確認している。

☑ 顔や身体の気になる部分を何度も自撮りしている。

☑ 顔や身体の気になる部分について、いつもインターネットで検索している。

☑ ほかの人の視線が、自分が気にしている部分に集中していると感じる。

- ☑ 自分の見た目が気になって、気分がひどく落ち込むことが継続してある。
- ☑ マスクや帽子、サングラスが欠かせない。
- ☑ 人に見られたくないので外出できない。
- ☑ 自分が醜いせいで、家族や友人を不快な気分にさせていると思う。
- ☑ 自分の人生がうまくいかないのは、外見が醜いからだと思う。
- ☑ 美容整形で気になる部分を治せば、すべてがうまくいくと思う。

もし、ひとつでも当てはまる項目があるようでしたら、身体醜形症の可能性があります。

第1章

本当に醜いわけではない——身体醜形症にまつわる誤解

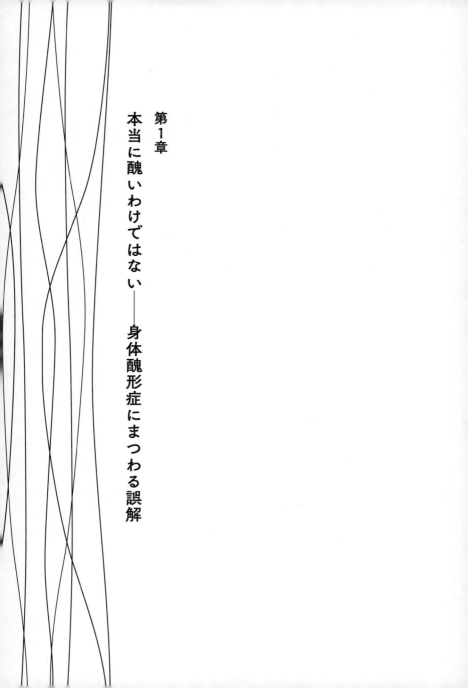

「あなたが醜い」と決めているのは誰か？

本当に醜いわけではない

まず質問させてください。

あなたは自分の顔のどこが嫌いでしょうか？　何を醜いと感じますか？

「身体醜形症（身体醜形障害・醜形恐怖）」と診断される方のなかでもっとも悩みが多いのは、やはり眼や鼻、口など顔のパーツです。頬やあご、顔の輪郭、おでこや頭の形が嫌いという人もいます。

もっと細かな部分を気にしている場合もあります。ニキビ跡やしわ、たるみ、肌質が気持ち悪いと訴える人もいますし、眉毛の濃さや形、肌の色が嫌でたまらないという人もいます。頭髪の薄さを気にしたり、逆に体毛の毛深さを悩んでいる場合もあります。

また、あるときは眼が嫌で仕方がなかったのに、今度は鼻が気になってどうしようもないという具合に、悩む部位がつぎつぎに変わることもあります。

「自分の見た目がぜんぶ嫌いだ」という方もいます。

嫌いでたまらないのに鏡を何度も見て欠点を探しつづけてしまい、見ているうちに嫌悪感がつのってよけいに自分を嫌いになってしまう人。他人と比べて劣等感にさいなまれ、マスクやサングラスを外せなくなり鏡を見られなくなる人もいます。

自分の見た目のせいで、人からジロジロ見られている気がしたり、嘲笑されているように感じることもあるかもしれません。1日に何度も服を取り替えたり、1時間もしないうちにメイクを直したくなったり、気になる部分を何度も何度も触ったり……ということもあるでしょう。なかにはつらさのあまり、リストカットや不適切な性行動に走ってしまう人もいます。

身体醜形症とはどんな病気なのか――。

よくある誤解は、「実際に醜い部分があるから悩んでいるんでしょ？」という理解です。

でも、ここまでお読みいただければおわかりだと思いますが、この病気は、本人の容姿が優れないために悩む病気ではありません。

実際、私のところにいらっしゃる方たちは、自分のことを「ブスだ」「見るに耐えない」「見た目が許せない」とことごとく否定します。ですが、私から見て本当にブスでブサイクだと感じる患者さんには、じつは出会ったことがありません。

そこで、もし私が「まったく醜くなんてないですよ、人並み以上に可愛いし美人ですよ。ハンサムですよ」と伝えて、「そうですか。よかったです。一安心しました」と反応してくれる方であれば、こころの病とは無縁です。

しかし、肯定的な意見を受け入れたくても、どうしても受け入れられない。

そんな気持ちがあなたのこころに住み着いているのなら、身体醜形症の傾向があると言えると思います。

本当は醜くなどないのに、醜いと感じてしまう「とらわれ」から逃れられない。そこには何らかのこころの問題が絡んでいます。なぜなら、あなたを醜いと判断しているのは、あなた自身にほかならないからです。

こころの病の原因は「弱さ」ではない

身体醜形症と診断される方の多くは、わずかな左右の目の大きさの違いや顔や頭蓋のゆがみなど、「言われてみればそうかな?」という程度の微細な欠点(という表現が適切であるかも微妙なほどの小さな欠陥）を気にしがちです。

19ページでお話ししたように、身体の先天的な疾患であることもありますが、ほとんどの場合は、誰にでもあるような左右の非対称や、その人の個性と言えるような形の特徴であったり、他人が見ても気づかない程度でしかありません。

それでも、そうした部位をきっかけにしてこの病にいたってしまうのには、性格的な傾向も関係しています。

「精神疾患」と聞くと、精神的に弱い人がなるものだろうと思われるかもしれませんが、じつはそうではありません。身体醜形症の傾向があるようなタイプの方たちの多くは、エネルギッシュで、「こんな自分になりたい」「こうしたい」などの志向性も強く、負けず嫌いで頑張り屋さんです。

自分にとっての完璧な理想像があるために、その理想像を実現できずにいる自分に劣等感を抱いてしまう。つまり、自分自身に対してとても厳しい評価を下しがちだということです。

もちろん、完璧主義の傾向がある人がみんな身体醜形症になりやすいというわけではありません。ただ、自分に厳しく、つねに完璧を求めていると、他人からの小さな悪意やネガティブな反応がきっかけで、「自分は醜くて劣っている」という自己評価につながってしまうのも事実です。

一度そうした思考にハマってしまうと、ひとりではなかなか抜け出せない——というジレンマもあります。はじめは少し気になる程度だったのに、しばらくすると、自分の人生すべてに影響を及ぼす大きな欠点であるかのように思えてくるのです。もしかしたら、あなたも今、そんな気持ちになっているかもしれません。

ただ、身体醜形症の傾向がある人は、強迫的な思いにとらわれてしまっている自分自身を恥ずかしいと思っている場合が多いので、自分の悩みを人に打ち明けることに抵抗感があったり、戸惑いがあったりします。

誰にも打ち明けずに長いあいだ自分の容姿に悩むうちに、苦悩はさらに深まります。「自分が醜い」というこころのとらわれから逃れるために、美容整形を繰り返したり、極端に食事をとらずに自分を律しようとする人もいます。

「自分の醜さ」を何とか改善しようとして、よけいに自分の顔や身体についての違和感や受け入れがたさを強めてしまうのです。

「見栄っ張り」だからではない

虚栄心とは区別される

もうひとつよくある誤解は、顔をそんなにも気にするのはコンプレックスの裏返しの見栄っ張り、虚栄心からではないかというものです。もしかしたらあなたにも、「顔ばかり気にするなんて、自分はなんて見栄っ張りなんだ」と恥じる気持ちがあるかもしれません。

実際に私も、何人もの患者さんたちが「自分はこころまで醜いダメ人間だ」と嘆くのを聞いてきました。

髪型がほんの少し乱れただけで整えずにいられなかったり、出かける前のメイクに数時間かかったり、メイク直しをしょっちゅうしてしまったり、何より、自分の顔を鏡で何度も見たりするために、周囲にはそう誤解されてしまうことが多いのです。

けれども、見栄っ張りだからという理由で片づくなら、誰も苦悩する必要はありません。そもそも、虚栄心がまったくないという人だっていないはずですが、身体醜形症の人が抱く顔へのとらわれは、虚栄心とはまったくの別ものです。

ただ残念なことに、こうした誤解のせいで「人に顔を見られたくない」という気持ちがますます高まり、外出ができなくなって引きこもったり、家族や周囲との人間関係がうまくいかなくなることがあります。

そうなると、「自分の見た目のせいですべてがうまくいかないんだ」と、さらに苦悩が深まり、とらわれが強くなってしまう。身体醜形症かもしれない人の多くが、こうした悪循環に苦しんでいます。

そして「見た目を治せばすべてが解決するはずだ」と考えて、美容外科に助けを求め、さらに症状を悪化させてしまう現実があります。

あなたの苦しみの原因は「見た目」ではありません。

傷ついたこころのせいなのです。

「思春期病」だとは限らない

思春期にもよく見られる悩み

中学生や高校生のなかにも、身体醜形症の症状が見受けられる子たちは少なくありません。ただ、思春期のこころの病の兆しは、成長に伴う自然な悩みと、とてもよく似ています。

思春期とは、具体的には小学校高学年から18歳ぐらいまでの年齢層をいいます。こころも身体も子どもから大人に変わりつつある時期ですが、こころと身体で成長するスピードが違うために、本来は一致しているはずの心身が分離しているように感じられ、その感覚が不安につながることもあります。

何といっても、自分の身体が男性や女性の身体に変わっていく時期ですから、変化をポジティブに受けとめられない場合には、気持ちがとても不安定になりますし、ときには強い嫌悪感を抱くこともあるでしょう。

人の目が気になりはじめるのもこの時期です。自意識が生まれて観察力が育まれてくるため、人からの評価が気になるようになります。行動や発言もそうですが、自分の容姿や服装を他人がどう見ているかが気になり出します。

あなたがもし中学生ぐらいであれば、同性や同年代はもちろんですが、特定の異性も気になりはじめているかもしれません。「友だちと比べて自分は劣っている、可愛くない……」そうした感覚が出てくることもあるでしょう。

また、ＳＮＳ上の反応に大きく影響を受けてしまいがちなのもこの年代です。仲間うちからどう見られるかを心配して、自分の顔の美醜にとらわれてしまう子たちも確かに増えています。

予防することの大切さ

思春期はそもそも「揺れる」時期です。大人びた自立心と、まだ甘えたい依存心が交互にやってきて、実際の振る舞いにも揺れがあるものです。

親や身近な大人に対して批判的な感情がわいたかと思えば、ときには甘えたくなったりもする。つらく当たることがあっても、やっぱり自分を見ていてほしい。

矛盾する気持ちをコントロールできなくてイライラすることもあると思いますが、そうした揺れは誰にでもあることですから、ネガティブな感情がわいてきたからといって、それがこころの病の症状だとは言えません。

身体醜形症の場合も、どこまでが成長過程における自然な悩みの延長で、どこからが病気なのか、はっきりと線引きするのは医師でもむずかしいと言えます。周囲に見守られながら、自分の力で安定を取り戻せることもあります。

ただ一方で、きっと誰にでもある悩みだろうと放っておいたために、症状が悪化してしまうこともあります。

では、どういう状態のとき、相談したらいいのでしょうか。

その判断基準は３つあげられます。

● 苦悩や苦痛がとても強い。

● 学校生活などの日常生活に、著しく支障をきたしている。

● 社会とのかかわりがほとんどない。

もちろん、学校に行けないことだけでこころの病を疑う必要はありません。友だちがちゃんといて、自分なりに何かに挑戦して社会とのつながりを保てているのであれば、心配しすぎなくても大丈夫でしょう。

ただ、顔のことしか考えられず、ほかのことが何も手につかなくなっているようだったら、相談が必要かもしれません。

まずは、あなたがいちばん信頼できる誰かに話すのがいいですが、誰も思い当たらなければ、専門家を頼ってください。カウンセリングでしっかりあなたの話を聞いてくれる精神科や診療内科です。

早めに相談すれば、それだけ早く治療をスタートできますし、仮に「病気です」という診断にいたらなかった場合でも、予防効果が必ずあります。

何より、ひとりで抱え込んでいるよりもずっと、あなた自身がラクになれます。

思春期以降は悪化しやすい

思春期に容姿の美醜に悩み、身体醜形症の傾向があっても、あるときコンプレックスの呪縛がスッと解け、学校にも元気に登校できるようになるケースはめずらしくありません。

10代はこころも身体も子どもから大人に成長していく激動の時期ですから、不安になったり落ち込んだりすることも多いのですが、自分なりのアイデンティティを確立できると自信を取り戻し、ふと我に返って症状が消えてしまうことがあります。

アイデンティティとは、自分が自分であること、そうした自分が周囲から認められているという感覚です。つまり自分は一体何者かという問いに対して、肯定的で確信的な解答をもっていることをいいます。

だからといって症状を軽視していい理由にはなりませんが、親身に寄り添ってくれる家族や友人がいて、日常生活をサポートしてもらえる環境があれば、症状が軽快していくことも少なくありません。

一方で、なかなか回復に時間がかかるのが、青年期以降に発症した場合です。10代ですでにあった兆しに気づけず、とらわれを悪化させてしまっている人、社会人になってから劣等感を抱き、ひとりで抱え込んで立ち行かなくなっている人。あるいは経済的に自立しているがゆえに、美容整形を何度も繰り返し、完璧な顔を目指して終わりが見えなくなってしまう人。整形費用を稼ぐために夜の職業から風俗の仕事をはじめ、さらに自分を傷つけて深手を負ってしまう人もいます。

10代から20代に多いと言われる身体醜形症ですが、実際にはどの年齢であっても発症するリスクのある病気です。女性の場合は、とくに40歳代から50歳代にかけて、子育てが一段落した頃に症状が出る人が増えていると感じます。

子どものため、家族のためと自分を犠牲にしてきた女性が、歳を重ねた自分とあらためて向き合ったとき、肌のシミやしわの存在に気づいてハッとし、そこから美容皮膚科や美容整形外科に通い詰めてしまうのです。

これまでがまんして押し殺してきた「美しくなりたい」という願望をどうにか死ぬまでに叶えたい——そうおっしゃる方もいます。

もちろん整形そのものを否定する気はありません。ただ、こころの傷に向き合わないまま手術を受けると、整形を何度繰り返しても納得いかずに、苦しみの連鎖に飲み込まれてしまいます。

ひとりで整形を決断してしまうまえに、本当に整形する必要があるのか、信頼できる人やあなたを思ってくれる誰かと話をしてほしいと思います。

「一時の気の迷い」ではない――生育的な背景

「自己否定感」という負のスパイラル

悩みの深さは個々人によって違いますから、顔の美醜へのとらわれが一時的な症状で済んでしまうことも、もちろんあります。

ただ、身体醜形症かもしれないと悩むほどの症状が出ている場合、「一時的かもしれないから放っておこう」という判断は危険です。

苦しみは放置しておけば、膨らんでしまうリスクのほうが高いからです。

どんな年齢層であっても、身体醜形症の傾向がある人に共通しているのは、自己肯定感が充分に育まれていないということです。

自己肯定感とは、「自らのあり方を積極的に評価できる感情、自らの価値や存在意義を肯定できる感情」などを意味する言葉です。自分は存在している価値があると、私たちが自尊心を持って生きていくためのこころの基盤となる感覚とも言えるでしょう。

私の経験では、身体醜形症の人は自己肯定感が低いというより、むしろ「自己否定感」でいっぱいだという気がしています。

「どうせ私なんか」「自分は生きる価値のない人間だ」「生きていても仕方がないかもしれない」そんな気持ちがあふれてしまって、自己肯定感を持ちたくても、どうやって育めばいいのかがわからない。だから苦しんでいます。

自己否定感が強いと、人から褒められても励まされても、うまく受けとることができません。「どうせお世辞だ」「無理して言っているんだ」と、ネガティブに受けとめてしまうからです。そのため仕事がうまくいっても、学校で何か良いことがあっても、こころから喜ぶことができません。

うまくいった部分よりもダメだった部分に目が向いてしまうため、すべての体験がネガティブに変換されてしまうのです。身体醜形症の症状が出ている人の多くが、この負のスパイラルにはまりこんでいます。

健全な自己愛が育まれていない

身体醜形症を発症する人の背景には、子ども時代における何かしらの傷みの経験があります。全部が全部とは言いませんが、全体の傾向としてはそう言えると思います。

両親の不仲や別居、離婚などを経験していることも多く、不安定な親を刺激しないように、そして嫌われないようにと、つねに親の反応を気にしながら自分を抑えて生きてきた人たちです。あなたも、もしかしたら、そんな子ども時代をすごしたかもしれません。

親がアルコール依存症であったり、虐待する親であったりするのは、心理学用語でいう〝機能不全家族（ディスファンクショナルファミリー）〟の最たる例です。

自分のあるがままを肯定するためには、健全な自己愛が必要です。

「自己愛」という言葉には、どこかナルシスティックなイメージがあるので誤解されがちですが、本来の自己愛は「ありのままの自分を好きになれる、大切にできる」という感覚です。

たとえば、いつも鏡が手放せなくて、自分の顔がいちばん良く見える角度を探して自撮りをするという行為は、一見すると自己愛が強いように思えますが、じつはそうではありません。そこにあるのは「人と比べて美しくなければ自分には価値がない」という、間違った自己愛です。

本来の自己愛である「ありのままの自分でいい」という感覚とは似て非なるもので、「自分はなぜこんなに醜いんだ」と感じることと、本質的には変わらないのです。

「無条件に愛された」という体感がない

では、健全な自己愛はどうやったら手に入るのでしょうか。

これがじつは、少しやっかいです。健全な自己愛は、乳幼児期（0〜2歳）の生育環境で育まれるものだと言われているからです。

私たちは幼い頃に、親からぎゅっと抱きしめられたり、頭をなでられたり、温かい視線を受けたりして、「あなたのことが無条件に大好きだよ」という感覚を受けとります。母親などからあふれんばかりの愛情（没頭愛）を受け、自分の要求をすべて受け入れてくれると思えるこころの状態が大切なのです。

けれども、この時期に何らかの理由で親から充分な愛情を受けとれていないと、私たちは「自分は自分でいいんだ」という感覚を持てません。すると、自分や人を愛せるのだという「基本的信頼」という自我もまた、育ちません。

充分に褒めてもらえなかったり、けなされ否定されることが多かったり、兄弟姉妹といつも比べられダメ出しされたり、つねに支配的に強制されてきた人は、「ただここにいるだけで、自分には愛される価値がある」という体感を得られていないのです。

結果として、「愛されるためには、人より優れていないといけない」「認めてもらうためには、成績が良くなくてはならない」「可愛く美しくなければ愛されない」「役に立たなければ生きている意味がない」というように、人との比較や優劣で自分の価値を決めるようになります。

「条件つきの愛情」しか注がれてこなかったために、自分自身に対しても「条件」を満たすよう強《し》いてしまうのです。

その対象が何らかのきっかけで「顔の美醜」に向かったとき、身体醜形症という病になります。

こう聞かされると、もう自分では何も太刀打ちできないじゃないかと思ってしまうかもしれません。ただ、いずれにしても、これまでのあなたの生い立ちで培《つちか》われてきた価値観が自己愛というパーソナリティに影響していることは確かです。

自分ではコントロールできない状況下で長い時間かけて体得してきた感覚ですから、

それをすぐに変えなさいと言われても、むずかしいのは当然なのです。

とはいえ、パーソナリティは生まれつきのものではなく、生まれてからの生育環境で身についたものですから、変えることもまたできるのです。

女性に特有の病気ではない

「大人になるのが怖い」

身体醜形症というこころの病は、性別を選びません。

私の印象では、患者さんの男女比は1対3ほどの割合ですが、最近ではルッキズム（外見に基づく差別）という社会の風潮のせいか、男性でも外見の美醜にとらわれて悩む人が増えていると感じます。

育った環境の影響で、健全な自己愛を育む機会がなかったかもしれないという点では、性差はもちろん関係ありません。ただ、女性が母親や姉妹と自分を比べて優劣を意識しがちなのに対して、男性の場合は、思春期の心身の成長にうまく対応しきれず、大人への入り口でつまずいてしまっている人が多いなという印象があります。

そのため〝男らしく〟変化した部分に嫌悪感を抱きがちで、存在感を増してきたヒゲやその剃り跡、肌の質感やのど仏などが許せないという人もいます。「男らしくない顔にしたいけれど、どう整形したらいいか」という相談も何度か受けました。

「一人前の人間としてちゃんとやっていけるだろうか」という思春期の不安を抱えたまま、なかなか自分に自信を持てずにいるのでしょう。「大人になるのが怖い」と感じて、人とのかかわりを避けて引きこもってしまうこともあります。

ある患者さんは、子どもの頃から成績優秀でトップを走っていましたが、仕事のミスのせいで上司との関係がぎくしゃくしたことをきっかけに、人とのコミュニケーションに苦手意識が生まれ、「自分の顔が汚いから全部ダメなんだ」という思いにとらわれるようになりました。

中学生の頃にニキビ顔をからかわれた記憶がよみがえり、ニキビ跡が無性に気になり出して嫌でたまらなくなったのです。美容皮膚科でレーザー治療を受けて見た目は綺麗になりましたが、自分の顔への嫌悪感は消えません。

他人の視線がつねに自分の顔に向けられている気がして外出するのが怖くなり、しだいに会社にも行けなくなりました。ひとりで悩みを抱えるうちに苦悩が増幅し、自殺を考えるようになったのです。

こうした悪化は、残念ながらめずらしいことではありません。同居している家族やパートナーがいる場合には、その苦しみが暴力という形になり、大切な人を傷つけてしまうこともあります。

こころが強靱だという人は稀《まれ》です。誰もが繊細さを兼ね備えていて傷つくもの。そうであるからこそ他者の痛みにも共感し、相手を思いやることができ、そこにコミュニケーションが生まれます。

ただ、こころの傷みを溜め込んでしまうと、「誰も自分を理解してくれない」「この苦しみは誰にもわかりっこない」という思いに駆られ、他者とのコミュニケーションを拒むようになります。

誰かを求めたいのにできない――そのこころの傷みを目に見える優劣に置き換えて、見える部分を必死に治そうとするのです。見た目さえ良ければ愛されるはず。身体醜形症の人は、そう考えることによって心身のバランスを何とか保とうとしているのかもしれません。

本人に自覚がない場合もある

「もっと自分が男前だったら何でもうまくいくはずだ」と本気で思っている場合もあります。もちろん、自分が身体醜形症かもしれないというような自覚はまったくありません。

幼い頃に受けたこころの傷、トラウマのせいで、こころの成長が充分でないために「こんな顔に生んだ親のせいだ」と親を責めつづけることもあります。美容整形で顔を治しさえすれば、自分の問題がすべて解決すると信じて疑わないのです。

まずは、自分が「苦しんでいるんだ」という事実に気づくこと。そして、その苦しみから脱却したいと願うこと。これが回復への最初の一歩であることは間違いありません。

「薬物治療で何とかなるもの」ではない

薬で本当の問題は解決しない

最初にはっきりお伝えしておくと、身体醜形症そのものに対して確実に有効な薬物療法というものはありません。

ひと言で身体醜形症といっても、その悩みの質や症状の出方はさまざまです。「自分が醜い」という強い「とらわれ」があるという点では共通していますが、身体のどこかに慢性的な痛みやめまいなどがともなう身体表現性障害に近い症状の方もいれば、不安症や強迫症のように不安感や恐怖感が強く出る方もいます。

最近では、「生きている意味がわからない」「存在する価値が見いだせない」「何も信じられない」という気持ちに苦しむ患者さんも増えています。

この「自分を肯定できない」という深い悩みは、境界性パーソナリティ障害や気分変調症にも多く見られる症状で、摂食障害や自傷症候群で苦しむ人たちにも共通する感覚です。

このように診断名はいろいろとありますが、それぞれにはっきりと目に見える境界線があるわけではありません。精神疾患の多くが「スペクトラム」と表現されるようになってきたように、境界が不明で連続している、あるいはオーバーラップして重なっているというイメージです。

ですから結局のところ、医師にできるのは、出会った患者さん一人ひとりの症状を診ながら、個々人に適切な対応を探っていくことでしかありません。

少し話がズレてしまったので、薬物治療の話に戻りましょう。

私の場合、身体醜形症の患者さんに日常的に薬物治療をすることは原則ありません。精神科で身体醜形症に処方される薬は、抗うつ薬、抗不安薬、睡眠導入薬などが主流ですが、日本の薬をあつかう薬事法という法律では、そのほとんどが「劇薬」と指定されています。副作用や副反応がとても強いということです。

こうした薬を飲んだとき、どこに作用するかといえば、それは私たちの脳です。

強い薬なので、吐き気がしたり頭痛がしたり、肝臓をはじめとする内臓機能に影響があったりと、ほかの部分へも作用するわけですが、統合失調症《とうごうしっちょうしょう》やうつ病、双極性《そうきょくせい》障害など、「脳内の何らかの神経伝達の問題が原因で症状が出てしまうのではないか」

とされている病気（内因性精神障害《ないいんせいせいしんしょうがい》）には、効果を発揮します。

とはいえ、こころの病気すべてに薬が有効なわけではありません。とくに神経症圏の場合は、使い方を間違えれば症状を悪化させたり、薬物依存を招く危険性もありますから、薬の処方にも服用にも慎重になる必要があります。

回復力はあなた自身が持っている

さて、そんなわけで身体醜形症の患者さんに対して、毎日服用するような薬の処方をすることはほとんどないのですが、例外もあります。

何かしらのきっかけで、命の危険を冒すほどひどく落ち込んだり、周りが制御できないくらいのパニック状態に陥ってしまっているときです。

こうしたある種のストレス反応は、脳科学では「扁桃体のハイジャック」と呼ばれます。強いストレスに反応して、脳の大脳辺縁系にある扁桃体が暴走するため、前頭《ぜんとう》前野《ぜんや》の理性的な思考が遮断され、理性が働かなくなるのです。

この扁桃体のハイジャックが起こると、瞬間的に「自分は醜い」という強烈な感情の渦に飲み込まれてコントロールを失ってしまいます。呼吸が浅くなったり、身体がほてったり、視野が狭まったりなどの反応が起こることもあります。

患者さんがそういう状態を経験した場合は、抗不安薬や気分安定薬、少量の抗精神病薬を処方して感情の揺れ幅を小さくし、それによってストレスにさらされたときの自傷行為や自殺の衝動を抑えることを期待します。

根本的な治療にはなりませんが、風邪を引いたときにまず熱を下げることと同じで、対症療法としては効果があり、結果的に治療の流れをよい方向へと導いてくれることもあります。

とはいえ、精神科の薬物治療は、現状ではほとんどが対症療法でしかありません。「こころの病」と言いますが、私たちの「こころ」がどこにあり、どのように機能しているのかもまだ何も解明できていないのが現状だからです。

脳科学の進歩のおかげで、こころと脳との関係が少しずつ明らかになってきていますが、現在使われている薬は、ドーパミンやセロトニンなど、一部の神経伝達物質の発現量を調節する効力を持っているというだけで、万能薬のように使えるものではありません。

もちろん、どうしても薬に頼らなくてはならない場面はあります。対症療法といえども、いま命をつなぎ止めるために唯一可能な選択肢だという場合もあるからです。

それでも、最終的にあなたを回復に向かわせるのは、薬ではなくあなた自身です。人の身体の病気は、基本的には自然治癒力によって治ります。身体につながるこころにもやはり同じように、自然治癒力があるのです。

本来のあなたには、その力が備わっているということを、どうか忘れないでください。

「整形すれば克服できる」わけではない

バラ色の世界が待っているわけではない

「自分は醜いから何とかしたい」という気持ちにとらわれている人が真っ先に向かうのは、美容外科です。あなたも今、美容整形を考えているでしょうか?

本当に受けるかどうかはともかくとしても、「どんなふうに整形するかをシミュレーションせずにはいられない」かもしれません。

ただ、実際に形成外科医や美容外科医が診ても、あなたのその悩みは「ほとんど目立たない」あるいは「手術の適応がない」ものですから、安易に手術をしてしまうと、逆に気になっていた部分へのとらわれが強くなるリスクがあります。

私のところには、「手術が思うような結果にならなかった」「手術の失敗だ」と悩み、怒りを抱えてやってくる方も多くいらっしゃいますが、どんな名医が手術をしても、皮膚にメスを入れたり、異物を注入したりするわけですから、術後に患部の腫れが引いて効果がわかるまでには時間がかかります。

手術という大きな外傷を治してくれるのは、最終的にはあなた自身が持っている自然治癒力だからです。

その日常生活に戻れるまでの時間を「ダウンタイム」と呼びますが、文字どおり気持ちもダウンして落ち込みやすくなります。おそらく、今のあなたにとって、その経過は想像以上に苦しいものになると思います。

「こんなはずじゃなかった」「さらに悪化したのでは」と、不安でいっぱいになってしまう可能性が高いからです。

あるいは、術後の経過にはなんとか耐えられたとしても、変化した自分の顔に対する他人からの目が気になって、怖くなってしまうこともあります。

変化を望んでいたはずなのに、いざ変化するとやっぱり何か違う。「こんなのは自分じゃない」とつぎの「欠点」を探しはじめるきっかけとなり、整形依存への一歩を踏み出してしまうことにもなりかねません。

実際には、美容外科医の技術的な過誤《かご》や未熟さのせいで、予想外の結果となってしまうこともあります。

けれども多くの悩みや訴えの背景にあるのは、整形して得られたものが、術前に思い描いたバラ色の変化ではなく、そのギャップに悩む自分自身の苦悩です。そしてこの苦悩は、顔へのとらわれを必ずと言っていいほど悪化させます。

こうした術前術後のギャップは、あらかじめ手術のプロセスや仕組みを正しく理解できていれば避けられることもありますが、レジリエンスが弱ったまま手術を受けたところで、さらなる苦しみに襲われてしまうのは目に見えています。

だからこそ、手術に踏み切るまえにまずはこころの傷を癒やし、レジリエンスを高めておく必要があるのです。

COLUMN

［コラム］「レジリエンス」って何？

　レジリエンスとは、私たちが困難や逆境などストレスのともなう状況に遭遇した際に、うまく対処して乗り越えていく能力のことを言います。

　同じストレスでも、人によって受けとめ方はさまざまです。サラリと受け流せる人もいれば、立ち直れないほどの打撃を受けてしまう人もいます。その差が、レジリエンスの強さの違いです。

「レジリエンス」はもともと工学や物理学の世界で使われていた用語で、物質や物体に力が加わったときの「復元力」という意味でもちいられてきました。

　その後、自然や動物の生態環境学や、人間の社会環境システム、そして心理学でも使われる言葉となり、近年の精神医学では「抗病力」「ストレス耐性力」「逆境力」「再起力」というような意味でもちいられるようになりました。

実際に私たちが持つレジリエンスの強さ——レジリエンス指数（ＲＱ）は、「感情調整力（プレッシャーのもとで落ち着きを保つ能力）」、「衝動調整力（自分の衝動をコントロールする能力）」、「楽観力（未来を比較的明るいものとしてとらえられる能力）」、「原因分析力（問題の原因を正確に特定する能力）」、「共感力（他者の心理的感情的な状態を示す手がかりをうまく読み取る能力）」、「自己効力感（自分は有能であるという感覚）」、「リーチアウト力（挫折しても再度目標を掲げて行動に働きかけることのできる力）」という7つの要素で測ることができる、とされています。

これはペンシルベニア大学で開発検証されたペン・レジリエンシー・プログラム（ＰＲＰ）に基づくもので、自分がいま備えている逆境力とレジリエンス指数（ＲＱ）として測定することができます。詳細は『レジリエンスの教科書　逆境をはね返す世界最強トレーニング』（カレン・ライビッチ／アンドリュー・シャテー著　宇野カオリ訳）をご参照ください。

レジリエンスに類似した言葉として「ロバストネス robustness」と「ストレングス strength」がありますが、前者は環境外部要因の変化に対する

「頑強さ」「堅牢性」を意味し、後者は「たくましさ」「力強さ」を意味します。

何度も言いますが、私たちが病気になったりケガをしたときには、薬を飲んだり傷の手当てをしたりするわけですが、最終的に身体を元どおりに回復させてくれるのは、私たち自身の持つ自然治癒力です。この自然治癒力を発揮させるためにもっとも重要なのは、身体の免疫力だと言えるでしょう。免疫力が強い人ほど、病気にもなりにくく、また病気になっても回復力が早いのです。

同じように、傷ついて痛んでいるこころの回復に大きな役割を果たしてくれるのが、レジリエンスという「こころの免疫力」です。このこころの免疫機能を高めておくことができれば、困難や逆境に遭遇しても、柔軟でポジティブな思考で、自分の人生を前向きに切り開いていけるようになるのです。

身体醜形症の4つの診断基準

「病気かどうか」は何で決まる？

ここでもう少し踏み込んで、「身体醜形症」の実際の診断基準についてお話ししておきたいと思います。

身体醜形症をはじめとする精神疾患の多くは、「これが原因です」というようなはっきりとした発症原因が定かでないものが、じつはほとんどです。

まず、多くの症状が目に見えませんから、診断においては患者さんの言い分がおもな判断材料になります。気分が落ち込んだり、強迫観念や妄想があったり、幻聴や幻覚があったりという精神疾患の症状も、患者さん本人が打ち明けてくれたことから判断するしかありません。

一方、身体疾患では、糖尿病であれば血液検査で血糖値やヘモグロビンA1cの値が上がりますから診断は明白ですし、感染症であれば白血球数やCRP値が上がり、原因菌を特定することもできます。このように「正常値との違い」で客観的に判断できますが、精神疾患にはそうした目に見える数値化された指標がないのです。

そのため、うつ病や統合失調症など聞き慣れた疾患であっても、実際には患者さんによって症状の出方はさまざまなうえ、症状のとらえ方も医師の主観的な判断によるので、同じ疾患と見てよいのか、あるいは別の疾患が併発しているのか、医師によって診断が異なることはめずらしくありません。判断に迷うこともあります。

そういう意味で、病名はたくさんありますが、どの病気なのかの境界線が曖昧なのが精神疾患であるとも言えるかもしれません。

そのため、身体醜形症の傾向があっても、ほかの強迫症や不安障害などが強い場合は、別の診断名のもとに治療をしていくこともあります。

目的は、あなたの苦しみやこころの痛みを和らげることですから、病名にとらわれすぎる必要はないということを、まず知っておいていただきたいと思います。

身体醜形症の診断も、ほかの精神疾患と同じように、アメリカ精神医学会による『DSM－V（精神疾患の診断と統計のためのマニュアル第5版）』もしくは世界保健機関（WHO）の『ICD－11（国際疾病分類第11版）』という診断マニュアルを使います。

では、『DSM－V』による身体醜形症の4つの診断基準を見ていきましょう。

診断基準①

身体上の外見の欠陥や欠点にとらわれているが、他人にとっては認識できないものか、非常に些細なものである。

本人は自分の外見に対して「醜い」「ゆがんでいる」という強いとらわれを持っていますが、他人から見ると、そのような認識にいたるほどの外見的な欠陥は見当たらないか、あったとしてもごく小さなものです。自己評価と客観的な評価とのあいだに大きなズレがあります。

診断基準②

その障害の経過中のある時点で、外見上の心配に反応して、繰り返し行動（例：鏡による確認、過剰な身づくろい、皮膚むしり、安心希求行動など）、または精神的行為（例：他人の外見と自分の外見を比較する）をおこなう。

「自分が醜い」というとらわれのために、鏡や窓など、自分の顔や姿が映るものがあると何度も繰り返し見てしまいます。髪のセットやメイクにもかなり時間がかかる傾向があります。

また、周囲から自分がどう見えているかを確認して安心したい気持ちがあるため、「大丈夫だよね？」「おかしくないよね？」と頻繁に確認する行動（安心希求行動）をとるようになります。これらの行動は決して楽しいものではなく、自分で制御できないために不安感が強くなってきます。

診断基準③

その外見へのとらわれは、臨床的に意味のある苦痛、または社会的、職業的、またはほかの重要な領域における機能の障害を引き起こしている。

強いとらわれのためにものごとに集中できず、課題に取り組めなくなったり、学校や会社に行けなくなったり、外出ができなくなったり、人と会うのがおっくうになったりと、日常生活において支障が出るようになっているということです。

診断基準④

その外見へのとらわれは、摂食障害の診断基準を満たしている人の、肥満や体重に関する心配ではうまく説明できない。

顔や外見に対する強いとらわれがあるので、身体醜形症の方は摂食障害を併発する場合もあります。そのため、それぞれが同時に診断されることはありますが、身体醜形症のとらわれは、基本的に、摂食障害の方の体重や痩せに対するこだわりとは別のものです。

あなたの症状が「病気」であるかそうでないかを判断するいちばんの基準となるのは、「ふだんどおりに社会生活を送れているかどうか」という点です。

鏡を1日に何度も見たからといって、とくに問題があるわけではありません。ただ、容姿を気にするせいで、人目に触れるのが怖くなったり、実際に学校や会社に行けなくなっているのなら、治療を必要としている段階かもしれないということです。

SELF CHECK

あなたの繊細度はどのくらい？

HSPセルフチェックシート

あなたがどのくらい繊細な人であるかをチェックします。つぎの質問に感じたまま答えてみましょう。少しでも当てはまると感じた場合はチェックしてください。

- ☑ 周囲の微妙な変化によく気がつくほうだ。
- ☑ 他の人の気分に影響されやすい。
- ☑ 痛みにとても敏感だ。
- ☑ 忙しい日がつづくと、刺激を避けられるひとりだけの場所に逃げたくなる。
- ☑ コーヒーなどのカフェインをとるとすぐ眠れなくなる。
- ☑ まぶしい光や強い匂い、ざらざらとした触感やサイレンの音などに圧倒されやすい。

- ☑ 想像力が豊かで、空想にふけることが多い。
- ☑ 騒音が苦手だ。
- ☑ 美術や音楽などの芸術に深い感動を覚える。
- ☑ 他人に対して、とても良心的だ。
- ☑ 些細なことにもびっくりする。
- ☑ 短期間でたくさんのことをこなす必要があるとき、混乱してしまう。
- ☑ 人が不快な思いをしているとき、その人が求めていることにすぐ気がつく（たとえば冷暖房の温度を調節したり、席を替えたり）。
- ☑ 一度にたくさんのことを頼まれるのが嫌いだ。
- ☑ 日常的に、ミスをしたり物忘れをしないようにいつも気をつけている。
- ☑ 暴力的なシーンのある映画やテレビは見たくない。
- ☑ 自分の周りであまりに多くのことが起こっていると、不快になり神経が高ぶる。
- ☑ 空腹になると、集中できない、気分が悪くなる、イライラするなどといった強い反応が起こる。

☑ 生活に変化があると混乱し、慣れるのに時間がかかる。
☑ 繊細な香りや味、音、音楽が好きだ。
☑ ふだんの生活では、できるだけ動揺するような状況を避けている。
☑ 何かをするとき、競争させられたり観察されていたりすると、緊張して本来の実力を発揮できなくなる。
☑ 子どもの頃、親や教師からは「敏感な子」「内気な子」と思われていた。

全23問のうち、12個以上にチェックがついたあなたは、おそらくＨＳＰ（ハイリー・センシティブ・パーソン）でしょう。

それより少なかった、あるいは数個しか当てはまらなくても、その程度が強ければＨＳＰであることは充分に考えられます。

また、ＨＳＰとまではいかなくても、人より少し敏感で、生きづらさを感じているという人もいるかもしれません。

第2章
身体醜形症になりやすい人には6つのタイプがある

あなたはどのタイプ？

なぜ、人は身体醜形症というこころの病になってしまうのでしょうか。現状では「これこそが原因である」という根本原因をはっきりと示すことはできません。

ただ、たくさんの患者さんを診るなかで、成り立ちによっていくつかのタイプに分けられることに気づきました。

タイプがわかったからといって、あなたの苦しみを一気に払拭できるわけではありませんが、自分自身をよく知ることは、苦しみから回復するための大切な一歩につながります。

漠然とただ苦しみを抱えているよりも、「そうか、自分はこういう理由で苦しいんだ」と自分なりの認識を持つことによって、こころの痛みはやわらぐものです。

あなたが回復していくためには何が必要で、自分を愛せる自分になるためにどうアプローチすればいいのかを見つけるための、ひとつの指標になればと思います。

あなたの今の症状は、つぎの６つのどのタイプでしょうか。

① 愛着障害タイプ

「大切にされなかった自分」という深い傷

私たちは、まだ物心つくまえから特定の誰かとの深い絆を必要としています。

多くの場合、母親がその最たる対象です。あかちゃんは生まれてすぐに母親を求めます。泣いていても抱っこされれば泣きやんでぎゅっとしがみつき、肌のぬくもりに安心してすやすやと眠りに落ちる――。

母と子は日々互いに触れ合うことによって信頼関係を築き、そこに「基本的信頼」という特別な絆が生まれます。

生後数か月から約3歳ごろまでのあいだにつくられる、この「特定の人に対する情緒的な絆」を、医学的には〝愛着《あいちゃく》〟と呼びますが、そうした絆を乳幼児期に得られず、愛着に傷を抱えているのが愛着障害タイプの人たちです。

「自分が醜い」と自分を否定しつづける人のなかには、こころの根底にこの愛着障害が潜んでいることがよくあります。

愛着障害の問題の中心にあるのは、乳幼少時期の親との関係によって、レジリエンスがとても弱いままである、ということです。

レジリエンスが弱いと、さまざまな生きづらさや症状へとつながります。

もしかしてあなたは、つぎのような子ども時代をすごしていたのではないでしょうか。

○親はあなたに無関心だった。
○褒められることがほとんどなかった。
○つねに「いい子」でいなければならず、感情を自由に表現できなかった。
○過保護あるいは過干渉で育てられた。
○虐待を受けていた。
○親の愚痴を聞かされたり、世話をさせられていた。
○いつもほかの兄弟姉妹やほかの子と比べられていた。
○しつけが厳格で、甘えることを許されなかった。

こうした生育環境が原因で、あなたは「自分には愛される資格がない」「生きる値打ちがない」と感じている可能性があります。

幼い頃に大切な人から充分な愛を受けとれなかったために、「自分はここにいていい存在なんだ」という安心感を得られていないのです。そのこころの傷みがトラウマとなって、あなたのものごとのとらえ方や感情、対人関係などあらゆる面に影響を与えつづけます。

「自分を認めてほしい」と思うあまり、人に甘えたり頼ったりするのが極端に苦手だったり、「嫌われたくない」と思うために過度に気を使って疲弊してしまったり、人との自然な距離感がわからずに自己アピールしすぎてしまったり、そのせいで人間関係を壊して自己嫌悪に陥ったりしがちです。

大人の愛着障害に関しては研究も少なく、医学的には明確な病気としてはあつかわれていませんが、実際の診療では、こころの問題の核心に愛着障害があることが非常に多いと思います。

そして身体醜形症を発症する人の多くもまた、この愛着の傷を抱えています。

「人間関係がうまくいかないのは自分の容姿のせいだ」と愛着の傷を外見の問題に置き換え、自分を嫌っている可能性があります。

幼い頃、「可愛い自分でなければ愛されない」「可愛いことがいちばん大事」という間違った価値観を植えつけられて育った人も、このタイプに入ると思います。

症例1 サキさん 15歳の場合

小学校6年生から中学3年間という、長期間の不登校がつづいているサキさん。

「顔が醜い」とパニックになることが多く、リストカットがやめられず、「死にたい」という考えが頭から離れないという症状を抱えて、母親と一緒に来院しました。

両親はサキさんが6年生の頃、母親の不倫が原因で離婚。親権が父に渡ったため、父の実家で祖父母と父、4歳下の弟との5人暮らしがはじまりました。母親と会えるのは月に1～2度ほど。この頃、サキさんは精神科を受診して身体醜形症の診断を受けています。ただ、医師との相性が悪く、通院にはいたらなかったそうです。

母親も不安障害とパニック障害を抱えて心療内科に通っている人で、父親はとてもキレやすく、定職に就かずに職を転々としている状況で、サキさんの苦悩を聞いてくれる人は誰もいませんでした。

サキさんが「死にたい」などと言えば、父はものすごい剣幕で怒り「お前の顔はガリガリだ」「学校にも行けない女がよくそんな口を叩くものだ」と強い言葉を浴びせられるばかり。その場にいる祖父母も弟も、見て見ぬふりだったといいます。

高校は不登校の生徒向けのフリースクールに入学しますが、初日にクラスメイトにからかわれたため、翌日からはまた行けなくなってしまいます。

私のところへやって来たのはこの頃で、娘の治療費は出したくないという父親の意向で、母親の実家の援助を得ながらオンラインの遠隔診療をスタートしました。

サキさんは顔にとらわれていますが、客観的に見て特別な問題はありません。彼女を苦しませている原因を探ろうとしましたが、過去の話に触れるとサキさんは泣き崩れてモニターから消えてしまったり、母と喧嘩して直前に父の実家に帰ってしまったりと、なかなか対話できないもどかしい状況がつづきました。

そんななかでも、カウンセリングの過程で見せてくれた日記には、こんな内容が書かれていました。

「考えはじめるとどんどん自分がダメだと思い込む麻酔にかかってしまい、悩みにとりつかれる。その瞬間の感情に支配され、暴れて暴言を吐いてしまうけれど、もし感情がなくなったら、私はもっと孤独になるだろう」

「今の自分はコウモリみたいだ。光を避けているのは、光に当たれば消滅してしまうかもしれないと思うから。でも、これ以上暗闇にいると永遠に救われない気がして恐ろしい。誰か私を起こして暗闇から救い出してほしい。自分はそういう人を探しているのだ、早く気づいてほしい」

「両親のことも理解しなきゃいけないとわかっている。友だちもほしい。小学校3年生頃のうまくやれた自分が懐かしい。あの頃の人との接し方を思い出したいのに、それができなくて悲しい」

サキさんは私に、「本当は通信制高校に転校したいんだ」と打ち明けてくれました。でも、とても親に言い出せる雰囲気ではないのだと。

彼女に必要なのは、「いつでもここにいていい」と感じられる安定した居場所でした。そこで、父の実家ではなく、母の実家で母親と暮らしながら通信制高校に入学し、新しい交友関係をつくっていくことを勧めましたが、今度は母親がそれを拒否。母親はすでに新しい恋人と同居していたために、嫌がったのです。典型的な機能不全家族（47ページ）と言っていいでしょう。

サキさんがアルバイトをはじめたので「本人の進学の気持ちの真剣さを確かめてから判断する」と母親から連絡があり、カウンセリングは中断したままになっています。

症例2 エミさん 18歳の場合

顔が気になって仕方ない。とくに目の形と顔の輪郭が気になる。鏡など映るものなら何でも見てしまって、見つづけずにはいられない衝動にかられてしまうと来院したエミさん。「まずは顔を治さなければ何もできない」という考えで頭がいっぱいで、どうしたらいいかわからないと泣きながらやってきました。

一家の大黒柱として働く看護師の母と、定職に就かない父という両親のもとに生まれたエミさんは、生まれてからずっと母親の実家で暮らしてきました。

　しかし母親はなぜかエミさんを疎ましく感じ、祖父母からも「なつかない子だ」と不満を言われて育ちました。

　まもなくエミさんに弟が生まれると、母は弟を溺愛するようになりました。母親にはエミさんを愛したいという気持ちはあるものの、どうしてもすぐに喧嘩になってしまうというのです。

　小学6年生のときに、SNS上で友だちから顔の悪口を言われたことがきっかけで保健室登校になったエミさんは、中学校に入ってからは登校できなくなり、ずっと不登校状態がつづいています。

「顔をどうにかしなくては」という思いが消えず、中学2年生のとき、地元のチェーンの美容外科で一重まぶたを二重にする埋没法（プチ整形）を受けますが、すぐに戻ってしまったので、別の美容外科で切開法を受けました。高校3年生になってからは鼻尖《びせん》形成、鼻《び》孔縮小《こうしゅくしょう》術を受けて鼻を小さくしてみたものの、学校には行けずにいます。

　自分を肯定する気持ちがまったく持てないので精神科を受診し、投薬も受けましたが、効果は見られませんでした。エミさんの顔へのこだわりはますます強まり、今度は目尻と下《か》眼瞼《がんけん》を下げる手術とエラ輪郭の手術を切望しています。

エミさんの顔への強いこだわりの背景には、あきらかに愛着の深い傷が見てとれました。無条件に愛されたことがないがために自分を愛せない、強い愛着障害に起因する身体醜形症です。

けれども当時は私が遠隔診療をおこなっておらず、本人が地元九州の大学病院での認知行動療法を希望したので私の治療にはいたらず、歯がゆい思いの残る症例となりました。

COLUMN

［コラム］

愛着障害と自己愛障害との深いつながり

愛着障害は、やはり自己愛とも大きく関係しています。

第1章の48ページでもお話ししたように、乳児期に「自分は無条件で愛されている」という体感を得られていないと健全な自己愛が育たず、自分や他者を愛せるのだという「基本的信頼」という自我もまた、育まれないと言われます。

本来、私たちは親離れ（個体分離化）するまえに充分な愛情を受け、自分の存在を丸ごと肯定されることによって健全な自己愛を確立し、「愛し方」を学びます。健全な自己愛があってはじめて自分というものができ、自分自身への信頼や自尊心が生まれるのです。

精神心理学では、自我の本能的なエネルギーのことを「リビドー」と呼びますが、精神分析家のH・コフートによれば、このリビドーは乳児期に、理想的な「イマーゴ」という存在（たいていは母）によって「何でも許される自分／何でも可能な自分」（＝誇大自己）を受容されることで、バランスよく自己と他者へと向かうようになります。

未熟だった自己愛は、無条件に愛されるという体験を経ることで、自分の自信や健全な向上心、野心となり、他者への愛（対象愛）とも共存できる成熟した自己愛へと発達していくのです。

愛着障害は、乳児期に理想的なイマーゴによって自己愛が満たされなかった結果であるとも言えるでしょう。

そして自己愛の障害もまた、多くの場合、乳幼児期に自己愛が満たされなかったことに起因します。自己愛パーソナリティ障害もそのひとつで、周囲からは「うぬぼれが強く、自分大好きな人だ」と思われがちですが、じつは正反対。親に甘えられなかった幼少期を過ごしている人がほとんどです。

承認されなかったことへの無意識の欲求不満や葛藤が、その後の強いストレス体験などによって再燃化され、病的な自己愛となって表出すると考えられています。

無条件に愛された記憶（体験）がないため、つねに「誰かに必要とされる自分でいなければ」という強迫観念にさいなまれます。生きるには条件が必要だと感じ、「もっと勉強ができるようになりたい」「偉くなりたい」「美しくなりたい」というような動機づけを得て、その願望自体に執拗にとらわれるようになるのです。さらに、その願望がファンタジー（妄想）の世界を彷徨《さまよ》うようになると、統合失調症へもつながります。

身体醜形症や美容整形依存は、このスペクトラム（=境界が曖昧な連続体）のどこかに位置し、「もっと際限なく美しくなりたい」という、未熟で傷ついた自己愛によるものと考えることもできます。

②PTSDタイプ

トラウマとなる体験がある

いじめや悪口など、ある特定の出来事によって深い傷をこころに負いながらもこころの奥にしまいこみ、その後何かのきっかけで思い出し、身体醜形症を発症することがあります。

クラスメイトから「ブサイクだね」と悪意のある言葉を投げられたり、親から「お姉ちゃんほど綺麗じゃないね」などと言われた体験がトラウマとなり、思春期になって自分の顔の悩みとして現われ、とらわれてしまうのです。

このタイプの症状は、ＰＴＳＤ（心的外傷《しんてきがいしょう》後《ご》ストレス障害）に似ています。

ＰＴＳＤは、突然の不幸な出来事によって生命の安全が脅かされたり、虐待などによって強い精神的衝撃を受けたことが原因で、それがトラウマとなって心身に支障をきたす病気です。

こころの傷となるような衝撃的な出来事の体験をきっかけに身体醜形症を発症している場合は、つぎのような症状があらわれていると思います。

1 フラッシュバックと悪夢

トラウマになった出来事を繰り返し追体験する症状が出ます。思い出したいわけではないのに、日常的に頭のなかで急に記憶がよみがえるというフラッシュバックを体験し、悪夢を見たりします。

そのフラッシュバックはとても生々しく、その衝撃を受けた瞬間と同じ状況をまた経験しているように感じます。同時に恐怖心や発汗、におい、音、苦痛など、そのとき体験した感情や肉体的な感覚がよみがえることもあります。

ただ、多くの患者さんはトラウマのリアルな内容を語ろうとはしません。

2 回避症状

フラッシュバックを何度も追体験するのは苦痛なために、トラウマとなっている出来事を思い出すような状況をすべて回避するようになります。

それでいて、たとえば顔の形を笑われた経験がトラウマになっている場合には、

「顔の形を変える」ことに異常なほど執着します。トラウマとなった原因をどうにかして取り除こうとするのです。

人との交流も避けるようになり、自分の感情を麻痺《まひ》させて何も感じないようにすることでこころを守ろうとします。これを解離症状といいます。

③ 思考や感情の否定的な変化

自分の顔へのとらわれのほかに、自分自身や他人の存在、世界に対して過剰に否定したくなる気持ちがわいてきます。罪悪感や怒り、恥ずかしいといったネガティブな感情にもとらわれやすくなります。

④ 過覚醒症状

自分が傷つくような状況がないかどうかをつねに警戒してしまうために、リラックスすることができません。この症状を「過覚醒《かかくせい》」といいます。

いつも不安感にさいなまれ、不眠に悩まされることもあります。そのせいで周囲から心配されるほど神経質になり、パニック状態に陥りやすくなります。

いじめや差別などのつらい体験が原体験としてあるわけですが、本人がその実態を話さないために長くつづいてしまいがちなのがこのタイプです。学校での体験がトラウマとなっている場合が多いため、不登校や引きこもりになることも少なくないと思います。

それでいて気持ちはいつも不安定で過覚醒なので、パニックになりやすく、家庭内で荒れてしまう傾向があるのもこのタイプです。

症例3 ルミさん 22歳の場合

幼い頃から3歳上の姉と比べられ、褒められた記憶が一度もないというルミさん。顔へのコンプレックスが強く、大学を中退してからは引きこもりがつづいています。

小学校の頃、顔のホクロがだんだん目立ってきたことで、それを理由に姉と比べてけなされるようになりました。

母親から「なんでそんなところにホクロがあるの」「顔つきがきついわね」などと言われて悩みはじめますが、明るく振る舞うことで何とかしのいでいたそうです。

けれども中学校に入ると、「誰かがまた顔のことをけなすんじゃないか」とつねに気にするようになります。何も言われない日はホッとするものの、明日はまた言われるのではないかと、びくびくする毎日でした。

それでも、「顔はダメだけれど、成績だけは姉より上位にならなくては」と偏差値の高い高校に入学。バスケ部にも所属して頑張ってみましたが、顔のことばかり気になって集中できず、結局バスケ部を1年で辞めてしまうことになります。

顔も可愛くてスタイルも良くて、バスケも上手で成績も良いという子が何人もいて、引け目を強く感じるようになり、あらゆることに消極的になっていきました。

ホクロや顔つきのことでけなされたことが強いコンプレックスになり、トラウマとして残ってしまっているのです。

名門の女子大に入学しますが、入学後はなるべく人とかかわらないようにして友人もつくらず、孤独に過ごしました。

入学後すぐ、美容皮膚科でレーザー治療を受けてホクロをとりますが、長期間マスクをつけていたため、ルミさんは人に会うのが怖いと感じはじめます。

マスクが外れても対人恐怖的な気持ちはなくならず、と同時に、講義中に「お腹がグーグー鳴ったらどうしよう」という恐怖感がつのるようになりました。

しだいに大学の授業にも出られなくなり、2年生のときに自主退学してしまいます。両親からは強い反対も、とくになかったそうです。

退学後2年ほどはアルバイト生活をしていましたが、その後は何もせずに午後2～3時に起き、朝6～7時に寝るという昼夜逆転の生活。食事も不規則で体重は変わらないものの、生理周期には不順が見られる状態でした。

回復へのみちすじ

ルミさんの顔の悩み自体は突拍子のないものではなく、幼い頃の母親からのトラウマのせいで強いコンプレックスを抱いている状態です。

ひとりのときには鏡で何度も確認してしまうという強迫行為があるものの、人目もはばからず長い間見つづけるほどではありません。ただ、生活そのものはあきらかに破綻していました。

身体醜形症とも言えますが、恐怖性不安障害の傾向も強く出ています。とくに、お腹が鳴ることや自分の顔のせいで他人を不快にさせることを極端に恐れるせいで社会生活を送れていないことを考えると、社会恐怖（対人恐怖）の可能性もありました。

レジリエンス指数（ＲＱ　64ページ参照）をテストすると7項目のうち、感情調整力、自己効力感が著しく低く、レジリエンスは明らかに弱っていました。

カウンセリングをするうちに、母親が気持ちを理解してくれないことに対する強い怒りがわいてきて、父親からＤＶや言葉の暴力を受けたことも思い出しました。

家庭内で否定的な経験ばかりしてきたために、自己肯定する力を得られず、「自分が可愛い容貌をしていないからだ」と理由づけることで、何とか自分を保っていたのでしょう。

それが身体醜形症、自己臭恐怖（自分が臭いと気にする症状）など社会恐怖としてあらわれ、回避性、依存性、妄想性、境界性パーソナリティ障害の症状を引き起こすまでにいたってしまったのです。

ＡＢＣ分析日記（次章でご紹介します）を進めてもらうと、思考のクセが極端にネガティブなのがわかりました。自分で悲惨な未来を予測して恐怖にとらわれてしまう思考パターンです。

ルミさんの思考パターンをポジティブな思考の選択肢に置き換えていくことで、今の生活から脱却することを目指していこうと合意し、現在もカウンセリングをつづけています。

③思春期失調症タイプ

思春期特有の心身のアンバランスが原因

子どもは日々成長する存在であり、そのこころも身体も成熟の過程にあります。なかでも「思春期」は、子どもと大人の狭間で揺れ動き、こころと身体が大きく変化する時期です。

本来なら、変化する自分と向き合うなかで新たな自己を発見し、自分なりの価値観を身につけてアイデンティティを確立していくことになるわけですが、身体の成熟の早さにこころの成熟が追いつかず、心身のバランスを崩してしまう子どもたちも少なくありません。

学校に行きにくかったり、引きこもりがちになったり、身体の不調を頻回《ひんかい》に訴えるなど、さまざまな悩みや問題を抱えている子どもたちが多くいます。

精神的に親から自立することへの不安のあらわれでもありますが、その不安が何らかのきっかけで膨らみすぎてしまうと、不登校や摂食障害、リストカットなどの自傷行為にまでいたります。

自己意識が発達してくる時期でもありますから、「他人から見られる自分の姿」が気になるようになるのは自然なことですが、さまざまな心身のアンバランスや自立への不安が、容姿への強い劣等感につながってしまうことがあります。

また、子どもの頃から成績が良く周囲から高い評価を受けてきた子が、思春期に入って周りの女性の容姿に対する高い評価に気づいてショックを受け、「女性はいくら成績が良くても、可愛くなければ意味がないんだ」と思い込んで身体醜形症になり、整形依存にまでいたってしまった例は、残念ながらいくつもあります。

対処しきれない不安感を顔の問題に置き換え、「自分が醜いからすべてがうまくいかない」という思いにとらわれてしまうのが、この思春期失調症タイプです。

症例4 リサさん 16歳の場合

数か月前から顔の形を気にするようになって不登校気味だというリサさん。朝、登校の準備はするものの、どうしても行けない日が増えていると言います。

鏡はもちろん、映るものには何にでも顔を映して見つづけるのがやめられません。スマートフォンのアプリで「どう整形すれば理想の顔になるか」というシミュレーションばかりしていて、勉強が手につかなくなりました。

美容整形の費用を貯めるために、親に内緒で校則違反のアルバイトをはじめようとしたり、「自分は整形願望にとりつかれたクズ人間だ」と感じて急に苦しくなり、醤油1リットルを飲んで死のうと考えたこともありました。

リサさんの父親は日系アメリカ人で、アメリカの大学を卒業した国際弁護士。母親も短大卒業後にアメリカに留学していて、そこで両親は出会ったそうです。

3歳上の兄は日本のインターナショナルスクールを卒業し、現在はアメリカの一流大学に留学中です。リサさんも兄と同じインターナショナルスクールに入学しますが馴染めず、7歳のときに公立小学校に転校。けれども11歳でまたインターナショナルスクールに復学し、今は日本の私立高校に通っています。

中学2年生の頃、クラスメイトから「ブス」と言われて顔のことを気にするようになりますが、「ブスで勉強もできなかったら、何も取り柄がなくなってしまう」と思って勉強に励むようになり、高校では特進クラスに進級。文化祭でも委員長になって活躍しました。

ただ、文化祭が終わってしまうと何もかもが嫌になり、学校を休みがちになりました。アイプチなどのメイクで少し気分は晴れたものの、メイクの限界を感じて、このままでは将来の見通しが立たないと思うようになり、「整形して顔さえ可愛くなれば将来も幸せになれる」と信じこむようになったのです。

回復へのみちすじ

期待値の高い環境で、兄と比較されるという強いプレッシャーのなかで育ったリサさん。勉強や文化祭を懸命に頑張りましたが、文化祭が終わってしまったことで一種の燃えつき状態になり、目標を失って顔にとらわれるようになりました。

思春期という大きな変化の時期に、自分のアイデンティティをうまく見つけられず、「顔さえ良くなれば将来が開けるはずだ」と信じることで自分を守っていたのでしょう。

リサさんには、若いときには誰もが外見を気にしがちだけれど、人の魅力は外面と内面による総合的なものであると理解してもらうことからはじめました。

メディアがつくり出す可愛さや美しさはいわば商業的な戦略で、真の美しさではありません。もちろん美しさを追求するのは人間の本能ですが、そこで言う「美しさ」は、決して外見だけを指すものではないからです。

心身ともに大きな変化に揺れ動く思春期ですが、その先には本来、可能性しかありません。これから輝いていく自分をイメージしながら、内面を磨く準備をはじめる大切な時期です。外見とこころは切り離すことのできないものですから、考え方やこころのあり方が顔や表情にあらわれます。知性や教養が豊かな人は自信に満ちて見えますし、品性があって所作や立ち居振る舞いが美しい人も、やはり魅力的です。

リサさんは、カウンセリングをするなかで、こうした内面の美しさについて理解してくれるようになりました。レジリエンスが充分に育まれ、美容整形の結果に折り合える力があると判断できるようになったら、大学入学後には美容整形の相談をしよう。そう約束をしたところです。

COLUMN

［コラム］「思春期失調症候群」とは

思春期という発達段階（ライフサイクル）で、本来乗り越えなければならない課題をうまく消化できず、不登校や引きこもりをはじめ、アパシー（無気力）、行為障害（非行）、家庭内暴力、摂食障害、リストカット、身体醜形症、境界性パーソナリティ障害などの症状となって、こころや身体に不調をきたすものを、私は「思春期失調症候群」と呼んでいます。

精神科医療においては、すでに「思春期挫折症候群」という概念があります。１９８０年代に提唱され、高校受験の失敗や中高での学校不適応、失恋や友人関係のトラブルなど、思春期の大きな挫折体験から生じる症状を指すもので、神経症的な症状（不安、対人恐怖、強迫行動など）や抑うつ、家庭内暴力、不登校、引きこもり、思考障害、意欲障害、退行（子ども返り、あかちゃん返り）などがあげられます。

それに対して「思春期失調症候群」は、そうした明確な挫折体験がないにもかかわらず、類似した症状があらわれるという概念です。思春期における、より広範囲のこころの失調を指しています。

「自分は何を感じているのか」「自分はどうしたらいいのか」「どう人とかかわればいいのか」「どのように問題を解決すればいいのか」「問題が何なのかさえわからない」……というのが、思春期失調に陥っている子どもたちの心理的な特徴です。

こうした心理状況が深刻化すると、「生きる意味がわからない」「自分には存在する価値がない」と自己肯定ができずに無気力になり、離人症《りじん》（自分自身に対して現実味がなくなる）や被害念慮《ねんりょ》（自分に関係のない事も自分に関係づけて考えてしまう）、被注察感《ひちゅうさつかん》（見張られているような気がする）など、初期統合失調症のような諸症状が現れることもあります。

アイデンティティがうまく確立できていないため、社会的な共同体を避けて自己防衛する傾向があり、結果的に不登校や引きこもりになりがちです。

あるいは、無意識下における社会生活参入への拒否の気持ちが、摂食障害や自傷、行為障害（非行）、身体醜形症という症状となって表出するのだとも考えられます。

④ 美容整形をきっかけになるタイプ

美容整形と身体醜形症の相関関係

美容整形と身体醜形症は、とても微妙で複雑な関係にあります。

私はもともと形成外科として手術をしていた側ですから、美容整形そのものを否定するつもりはまったくありません。ただ、実際に美容整形外科を訪れる人の20パーセントほどが身体醜形症の傾向を持っているという報告も出ています。つまり整形手術を受ける以前に、すでにこころの病気を抱えている人が多いということです。

美容整形のせいで身体醜形症になったのか、もともと身体醜形症だったから整形をしたのか、どちらが先であったかを解明することには、あまり意味がないのかもしれません。

はっきりしているのは、双方が相互に深く関係しているということ。そして、安易に美容整形の手術を受けてはいけないということです。

レジリエンスが弱いままで美容整形手術を受けても、結果に満足できずに顔へのとらわれが悪化してしまうことが多いからです。

手術というものの事情をきちんと理解しているか否かも、術後の悩みや不安の原因になります。いったいどんな手術でどんな経過をたどるのか、それらをどう受けとめればいいのか。そうしたプロセスについて医師から説明をしっかり受けていなかった場合、よけいに不安がつのります。

病気の診断や治療を受けた際、それが本当に正しい選択だったかを不安に思うことは誰にでもあることです。どんな病気や手術であっても、あなたには患者としてセカンドオピニオンを受ける権利がありますし、美容医療は自由診療ですから、なおさらその治療が妥当であったかどうかを知りたいと思うのは当然です。

整形手術で失敗してしまったという不安でいっぱいになっている患者さんには、まず今後の経過の見方や考え方についてお話しし、気持ちを落ち着かせてもらいます。

整形で浮き彫りになる「こころの傷」

ただ、整形後、あきらかに身体醜形症の症状が悪化してしまう方もいます。

気に入らない部分を治せばすむと思っていたその問題は、じつはこころの傷み《いた》だったことに、整形してみてはじめて気づいたというような場合です。

その背景には、生育環境や思考パターンの問題がやはり見え隠れします。とくに幼少期の母親との関係が、この身体醜形症に特有の心理を生み出してしまう原因になりやすいと感じます。

本来は自分の自信を取り戻すために受けたはずの整形手術で、客観的には良くなっているにもかかわらず、その結果に満足できず術前より悩みが強くなってしまうのは、とてもつらいことです。そのつらさは、「今度はこっちを治したい」と修正をくり返し、つぎつぎに自分の顔にメスを入れたくなる衝動となってあらわれます。

また、おそらくこのタイプのあなたの審美眼はとても繊細で、人が気づかないような小さな差異にも気づくほうではないでしょうか（71ページのHSPセルフチェックで、その傾向がわかります）。そのため一度の整形をきっかけに、逆にアンバランスが目について気になり出してしまうのです。

けれども、何度整形を繰り返したところで「今の自分」と折り合うことができなければ、苦しみは膨らむばかりです。まず先にこころの傷を癒やし、それからもう一度、整形手術が本当に必要かどうかを考えてほしいと思います。

整形には必ず、あなたにちょうど良い引き際、折り合う地点というものがあるからです。そして、もしあなたが、「自分は整形依存かもしれない」と感じているなら、第4章をぜひ読んでください。

症例5　アヤさん 24歳の場合

一重まぶたを二重にする手術を繰り返し受けているアヤさん。手術のせいでよけいに醜くなったと感じて外出ができなくなり、大学も2年留年している状況です。メンタルをもっと強くして復学したいし、目ももっと綺麗にしたいと来院しました。

サラリーマンから起業した父と、現役看護師の母のもとに育ったアヤさん。重度の脳性麻痺である2歳上の姉と5歳下の弟がいます。

母は姉の世話と仕事でつねに忙しかったため、乳幼児期はおばあちゃん子でした。小学校、中学校までは皆勤賞で成績も良いほうでしたが、高校から女子大付属中高一貫校に入ると、中途入学の自分の居場所のなさを感じるようになりました。

やっとできた友だちが「可愛くなければ意味がない」という考えだったために、「顔を変えるのは無理でも、痩せれば可愛くなれる」と思って10キロダイエットしたのがこの頃。生理が止まったためいったんは体重を戻したものの、ストレスを感じると過食するクセがついてしまいました。

有名私立大学に入学しますが、周囲が派手で華やかで、一重まぶたの地味な自分の顔へのコンプレックスが強くなります。そこで美容外科に行き、さっそく埋没法（プチ整形）を受けて二重まぶたにしました。

結果にはそれなりに満足したものの（術前が50点とすると80点）、もとに戻ってしまうのが怖くて同じ医師のもとで切開法を受けます。すると、腫れが予想以上につづいたうえに二重の幅も広くなり、「前より醜くなった」と感じました。

セカンドオピニオンを求めたつぎの病院でもまた再手術を勧められ、二重の幅を狭くする手術を受けます。しかし実際に手術を受けてみると、今度は二重の幅が狭すぎてほとんど一重のように見え、またラインの食い込みも気になって悩むようになりました。

それが原因でダテ眼鏡がはずせなくなり、やがてはひとりで外出ができなくなってしまいました。整形が原因で、身体醜形症を発症してしまったのです。

回復へのみちすじ

繊細度を測るHSPセルフチェック（71ページ）をしてもらうと、アヤさんは23問中21項目に該当し、非常にセンシティブな気質であることがわかりました。レジリエンス指数（RQ）テストでは、「感情調整力」と「自己効力感」がとくに低く、自分の能力が認められないために人と劣等比較（149ページ）しては不安に襲われ、感情をコントロールできずにいることが症状の背景に見てとれました。

まずはABC自己分析（139ページ）をし、レジリエンスを強めるために、すぐに自己否定してしまうネガティブな思考の仕方をポジティブなものに変換する練習をしていくことにしました（MBRST）。

彼女のような繊細な人には、マインドフルネス呼吸法もそれ自体にレジリエンスを強くする効果があります（170ページでご紹介します）。

悩みを克服しようと思うとき、私たちは無理にその悩みを排除しようとしがちですが、悩みは悩みとして抱えたままでも、じつは前に進むことができます。「自分は醜いかもしれない」という悩みは、そのまま持っていても別にかまわないのです。

「そうか、今の私は悩みを抱えているな」と、その悩みを客観視し、顔を気にしている自分がいると「知っておく」ことが大切です。

決して「醜いままでいい」と言っているわけではありませんから誤解しないでください。悩みがあっても、綺麗になるための努力や工夫は好きなだけしていいのです。

カウンセリングをはじめてから2か月後、アヤさんは自分の悩みを「単なる悩み」として受け入れはじめました。

レジリエンスがだいぶ回復してきたと感じた私は、アヤさんが気にしていた二重の再々手術を提案してみました。「腕のよい名医を紹介できるので、整形手術のカウンセリングを受けてみませんか?」と。

すると、アヤさんからはこんなメールが届きました。

「今は元気に大学に行けるようになったので、手術はしばらく見合わせたいです」

⑤ほかの精神疾患に合併・併存するタイプ

先ほどお話ししたように、こころの病の境界線はわかりにくいものです。そのため自分の顔や外見がひどく醜くてつらいという気持ちにとらわれている場合でも、身体醜形症という診断にならないこともあります。私たち医師が注意して診るのは、「初期統合失調症」「うつ病」「境界性パーソナリティ障害／自己愛性パーソナリティ障害」「アスペルガー症候群」の症状が出ていないかどうかです。

もし、つぎのような症状があれば、その併存する治療が優先されます。

初期統合失調症の可能性がある場合

「自分の外見や容姿が異様におかしい」と感じる以外に、誰かにつねに見られている（被注察感）ように感じたり、周りの景色がやけにはっきりと見える、自分の周りの音や声など光や物音に敏感になる（知覚過敏）、誰かが自分の悪口を言っている囁き声が聞こえる（幻聴）、店員が自分にだけ不愛想だ（妄想）というような症状が出ている場合です。

「鼻のなかのシリコンが膨らんできて鼻がだんだん大きくなってきている」「身体のなかに何かいる」というような体感異常（セネストパチー）や、「自分から異様な臭いが出ている」という自己臭と呼ばれる症状が出ていることもあります。

うつ病／気分変調症の可能性がある場合

気分の浮き沈みが激しく、何をしても喜びや幸せを感じられず、やる気が出ない。何をするにもおっくうで、取り組んでみても段取りが悪く失敗ばかりしてしまう。だるいのに眠れなかったり、食欲もあまりない。こうした症状が出ているときは、うつ病の可能性も考えられます。

また、うつ病の診断には至らなくても、無気力感が長い期間つづき、「毎日がつまらない」「人生は苦痛だ」「存在する意味がわからない」というような憂鬱な気持ちが継続している場合は、気分変調症がベースにあることも考えられます。

境界性パーソナリティ障害／自己愛性パーソナリティ障害の可能性がある場合

パーソナリティ障害は、人格に問題があるという意味に誤解されがちですが、そうではありません。「パーソナリティ」とは、自分と外とのかかわり方を決めるもののことで、考え方や行動パターンの全体像を意味しています。

最新のWHOの『ICD‐11（疾病の診断基準マニュアル）』では、パーソナル障害の定義として、〈1〉自己機能の障害〈2〉対人関係機能の障害、としています。正常なパーソナリティの前提として〈1〉は①自分の拠り所となるアイデンティティをもつ　②自分の存在に肯定的な価値を見出す　③将来に向けた「自己志向」をもつ、〈2〉は①他人との親密な関係性を確立し維持できる　②他者の立場を理解できる　③他者との対立に首尾よく対処できること、としています。

考え方や行動が著しく偏っているために、社会にうまく適応できず、本人や周囲が苦しむという「生きづらさ」を抱える病気です。以前は気質の問題だとされ、精神疾患として治療の対象にはなっていませんでした。

自分への強いこだわりがあるために考え方に柔軟性がなかったり、何でもないひと言に傷ついたり、愛のゆがみやバランスの悪さのせいで、本人やパートナー、家族を安定した幸せから遠ざけてしまいます。

ふだんから感情の起伏が激しく、「人生がうまくいかないのはすべて外見や容姿のせいだ」と感じて、コントロールできない怒りが爆発してしまうなどの症状が出ている場合は、身体醜形症とパーソナリティ障害を併発しているとも考えられます。

現状では、パーソナリティ障害は10種類に分類され、大きく3つのカテゴリーに分けられていますが、いずれにも共通するのは「自分へのこだわりが強い」「とても傷つきやすい」「愛することと信じることへの障害」という3つの特徴です。（『パーソナリティ障害』岡田尊司著、PHP新書より）

アスペルガー症候群の可能性がある場合

人とのコミュニケーションにおいて行間が読めない、場の空気を読んだり相手の気持ちに寄り添う言動ができない、また「こだわりが強い」という困難さが伴うのがアスペルガー症候群（自閉症スペクトラムの一種）の特徴です。

知的発達や言語発達の遅れがあるわけでないため、大人になるまで周囲も本人も気づかないケースも少なくありません。

いちど思い込むとその思考から逃れられなくなるという意味で、身体醜形症の方が感じる「自分は醜いので美しくならなくてはならない」というこだわりにも似た症状が出ることもあります。

顔へのこだわりだけでなく、服の肌触りや匂いにこだわっていつも同じ服を着たり、ざわざわした職場や教室で過ごすことに苦痛を感じたりする場合には、アスペルガー症候群の可能性が考えられます。

ほとんどの場合、患者さんご自身は身体醜形症の症状を訴えて来院しますが、初診時やカウンセリングの過程で、ほかの精神疾患の可能性が見つかります。

その段階で診断をおこなうわけですが、精神病圏の疾患（統合失調症、双極性障害、うつ病）の確定診断はご本人の社会生活を揺るがすかもしれない重大な判断になるため、私は別の精神科の先生にもセカンドオピニオンを求めるようにしています。

症例6 マドカさん 31歳の場合

ときどきひどく落ち込んだり、怖くて電車に乗れないため仕事にもつけないので、「人から怖いと言われない顔になりたい」と受診したマドカさん。気になるところがたくさんあるのだと言います。まず顔の骨格のバランスでは、頬骨《ほおぼね》と下顎のエラが出っ張っていること。ほかにも、脊椎が後屈《こうくつ》していること、下腿が太いことが気になり、マドカさんいわく、自分の外見は総じて言えば100点中10点台。

自分より下の人もいるかもしれないけれど、マドカさんの問題は「自分がずっとバカにされてきたこと」だと言います。

東京に生まれ、会社員の父と専業主婦の母、4歳上の兄と育ったマドカさんは、乳幼児期はとても可愛がられ、なかなか母離れのできない子どもだったそうです。

ただ、母の嘔吐を目撃したことで嘔吐恐怖になり、中学での給食中に自分も嘔吐してしまったのをきっかけに、さらに嘔吐恐怖が強くなりました。中学2年生の頃、男の子から「キモイ」と言われはじめ、太ったせいだと思っていましたが（顔は可愛いほうだと思っていた）、中学3年のときに子どもに笑われたのをきっかけに、顔が原因かもしれないと思って鏡を見はじめました。

学校内にいるときには、つねに「ヤバくない?」「キモイ」という声が聞こえるようになり、学校の外でも「キモイのがうつる」という声が聞こえはじめ、マドカさんはいつも誰かに笑われていると感じていました。恥ずかしくて親にも話せなかったそうですが、中学は不登校にもならず卒業しました。

高校は男女クラス別の学校に進学。女子だけのクラスになって安心しましたが、やはり嘲笑《あざわら》われている感覚が消えず、この頃から、中学2年生のときにはじまった過食過眠が酷くなります。それでも通学し、スーパーでのアルバイトもできていました。

しかし高校2年生のときにサッカー部ができると、部員たちに凝視され笑われると思うようになります。仲が良いと思っていた子が別の子から、「なんであんな子と口をきくの?」と言われているのを耳にし、後輩にもバカにされていると知りました。校庭にいるときには窓ごしに男子クラスの生徒たちからの罵声を受け、他校の男子にもからかわれていたといいます。高校3年生で大学の推薦が決まると心身症が酷くなり、息苦しさや拒食などの症状が多発するようになりました。

大学には無事入学しましたが、拒食のせいで痩せ、太っているときより可愛いと言われたのは嬉しかったものの、2時間かかる通学に疲れ果てて通えなくなり、結局2年で中退。

その後はアルバイトで生活し、のちに契約社員になりましたが、躁状態となったために退社してしまいました。自生思考《じせいしこう》（ひとりでに考えが次々浮かんでくる）、考想奪取《こうそうだっしゅ》（考えが抜き取られたり操られたりする）、自己臭（自分の臭いを過剰に気にする）などの症状も自覚していました。

マドカさんは通院歴も非常に長く、18歳から31歳に至るまで、さまざまな精神科のクリニックを渡り歩いていました。


マドカさんには確かに顔へのこだわりがあるものの、単なる身体醜形症ではなく、ほかの精神疾患が合併しているだろうことはすぐにわかりました。統合失調症、非定型精神病、統合失調感情障害などの疾患が疑われ、そこに身体醜形症の症状が重なっているのではないかと診断しました。

ただ、顔を変えることでマドカさんの生活が安定し、楽になる可能性もあると考え、まずは形成外科に手術適応があるかを検討することにしK大形成外科に依頼したところ、画像診断で「歯列《しれつ》不正」「咬合《こうごう》平面鈍化」が認められ、男性よりの骨格だという結果が出ました。手術適応になるという診断です。

けれども本人の要望が漠然としていて、「こういう顔にしたい」という顔貌《がんぼう》イメージがまったくないため、術後に結果を受け入れられないリスクが高いと考え、手術は難しいという判断をしました。

そこで、今度は精神医学的な視点から手術適応を同精神科に依頼したところ、「妄想性障害」と診断され、形成外科手術は醜形へのこだわりを増悪させる可能性が高いため、やはりむずかしいという結果となりました。

まずは妄想性障害の治療を優先することとし、それ以降はK大精神科で治療をおこなうことになりました。

⑥ 先天性あるいは病気・外傷による変形の治療後に発症するタイプ

19ページでお話ししたように、パッと見ただけでは気づかないような微妙な変形をともなう身体的な先天性疾患もありますが、誰の目にもわかる口唇口蓋裂《こうしんこうがいれつ》をはじめ、症候性頭蓋縫合早期癒合症《しょうこうせいずがいほうごうそうきゆごうしょう》や顔面裂《がんめんれつ》、顎《がく》変形症など、顔や頭に大きな変形をきたす先天性の病気も多々あります。

形成外科学が進歩したおかげで、口唇裂などは治療法も確立し、適切な時期に適切な治療を受ければ、ほとんど正常な形態に治せるようになりました。それでも病気の種類や変形の度合いによっては、眼と鼻の位置がようやくそろったという程度にしか治せないものもあります。

また、事故や災害などによる外傷や、がんの摘出手術などによる後遺症として、外《がい》表《ひょう》が欠損したり変形したりする場合もあります。社会生活に支障がないように、できるだけ元どおりに治すのが形成外科医の仕事ですが、残念ながら技術が追いつかない部分というのは、まだまだあります。

そのため手術後、自分の外見を受け入れられず不登校や引きこもりなどになってしまう方も少なくありません。こうした患者さんには、誰の目にもあきらかな変形が残っていますから、人目が気になったり、鏡に映る自分を見たくなくなったりするのも、ある意味で仕方のないことだと思います。

時間の経過とともに受け入れられるようになる人がいる一方で、受け入れられずに悩み苦しむうちに身体醜形症に陥ってしまう人もいます。

精神科医としては、やはりレジリエンスを鍛え、「あるがまま」の自分を受け入れる力をつける手助けをするわけですが、形成外科医としては、もっと完成度の高い手術ができないものかと、苦渋の思いになるのも事実です。

とはいえ、変形を抱えながらも立派に社会復帰し、生き生きと暮らしている方たちもいます。身体醜形症から解放されるために必要なのは、彼らが持つような、強いレジリエンスなのです。

症例7 ヒュウマさん 22歳の場合

中学生の頃から、顔のゆがみに悩みはじめたというヒュウマさん。就職をまえに「このままでは仕事ができるか不安だ」と感じ、骨の輪郭手術に定評のある美容外科に相談に行ったところ、下顎の輪郭形成と頬骨の縮小手術を勧められたと言います。その手術を受けるべきか否かのセカンドオピニオンを求めて、来院しました。

顔のゆがみに気づいたのは中学生の頃でしたが、相談できる人も見つからず、ひとりで悩みを抱えてきたというヒュウマさん。骨格の問題だから治しようがないんだと絶望的な気持ちになり、家出をしたり自殺未遂をはかったこともありました。

高校2年生のときに口腔外科を受診し、マウスピースで噛み合わせの傾きを治す治療をします。首の違和感は消えたものの、見た目は変わりませんでした。

とはいえ、顔を理由に学校でいじめを受けたことがあるわけではなく、家庭環境も安定していて、トップクラスの公立大学に現役で入学しました。

来院した時点でのヒュウマさんは、ＨＳＰテスト（71ページ）、レジリエンス指数（ＲＱ）ともに正常値でした。大学も予定通り卒業の目処が立っていて就職先も決まっていましたから、生活に支障をきたしているわけではなく、身体醜形症という診断には当てはまりません。

しかし悩みが深いことに変わりはないので、形成外科での身体医学的診断を勧めると、顎変形症だと判明しました。セカンドオピニオンとしては、頬骨を縮小すると、さらに顔が細長く見えるようになってしまうリスクがあるので、下顎の左右差を減らす輪郭手術のみに留めたらどうかとアドバイスしました。

ヒュウマさんは手術を担当する医師にその旨を伝えて同意を受け、手術にのぞみました。術後の結果にも満足して不安が解消され、入社後は元気に仕事に打ち込んでいます。

顎変形症という先天性疾患であることを早く知らされていれば、悩み苦しむ必要もなかった症例です。

症例8 ミズキさん 28歳の場合

16歳のとき、自殺をはかろうとしてビルの屋上から転落したミズキさん。なんとか一命はとりとめたものの、顔面骨を複雑骨折しました。正確には、顔面ルフォー型多重複雑骨折という深刻な状態でした。

まずは咬合（噛み合わせ）を取り戻す手術を地元総合病院の形成外科で受けましたが、強度の眼球陥凹《かんおう》と外鼻《がいび》変形、内眥間《ないしかん》距離拡大（目頭の位置が開いている状態）などを修正するため、当時私がいた大学病院の形成外科へと紹介されてやってきました。

眼球陥凹に対しては、上顎洞後壁《じょうがくどうこうへき》再建という新しい手術法で眼球を15ミリ前方に出すことで改善させ、目頭《めがしら》は当時考案した手術器具を使って内側に固定して修復し、つぶれて平たくなっていた鼻も腸骨を移植して高くしました。

手術直後はミズキさんもとても満足して無事に退院しましたが、その後、目頭のさらなる改善を求めて複数の他医を受診しました。多くは断られましたが、引き受けてくれた形成外科で手術を受けたところ、改悪してしまったのです。

そして再び私のもとへとやって来たとき、彼女は28歳になっていました。改悪した顔に満足できず、10年以上も医者を渡り歩いていたのです。

ミズキさんからは再手術を依頼されましたが、私自身は大学病院の形成外科を辞めて精神科に転科してから、すでに10年が経過していました。手術に対応できる状況ではないため、かつて一緒に手術をした大学病院の後輩に依頼することにしました。

彼は当時の手術をみごとに再現し、私が見ても「元どおりに良く戻った」と判断できる結果でした。けれどもミズキさんは「微妙に違う」と言って納得せず、私に執刀を迫りました。その必要性はありませんでしたし、私自身がすでに執刀できる状況ではないことを何度も説明しましたが、あきらめきれずに繰り返し来院しました。身体醜形症になっていたのです。

事情があってマインドフルネスレジリエンス強化療法を実践することはできませんでしたが、「ネガティブケイパビリティ」（126ページのコラムをご参照ください）について繰り返し伝えて何とか説得し、その後アルバイトをはじめることにしたミズキさんは受診をストップしました。現在どのような生活を送っているか気にかかる患者さんのひとりです。

COLUMN

［コラム］**問題解決を〝しない〟能力**

――ネガティブケイパビリティ

「ネガティブケイパビリティ」とは、１８２０年頃にイギリスを代表するロマン派の詩人ジョン・キーツによって見つけ出された概念です。私たち人間が持つこころの力のひとつで、「不確実なものや未解決のものを受容する能力」「答えの出ない事態に耐える力」のことを言います。

キーツの詩が20世紀に入って再評価されるようになり、第２次大戦に従軍した精神分析医のビオンが「人と人の出会いによって悩みを軽減していく精神療法において、ネガティブケイパビリティは必須の要素である」と取り上げたことで、広く認知されるようになりました。

シェークスピアの言う「無感覚の感覚（the feel of not feel)」からヒントを得たとも言われています。どうしても物事が解決しないときに、問題を急いで特定したり、中途半端な意味づけをしたりせずに、問題を問題のままの状態で持ちこたえる能力だと言ってもいいと思います。

「能力」と聞くと、「何かを積極的に成し遂げたり、問題解決するための力」と考えがちですが、このネガティブケイパビリティは、逆に〝問題解決をしない〟能力なのです。

この力を発揮することができると、負の感情をともなうような不快な条件や境遇という〝問題〟もやがては霧消《むしょう》し、もはや〝問題ではない〟と感じられるようになります。

そういう意味では、ネガティブケイパビリティこそが、最強のレジリエンスであるとも言えるのかもしれません。

大切なのは思考の仕方を変え、「レジリエンス」を強くすること

過去はそのままに、今の自分を変える

どのタイプにも共通しているのは、何かしらの原因でこころに傷を抱え、「レジリエンス」がとても弱いということです。

その理由はたいがい、あなたの「過去」にあります。

幼少期に「無条件に愛されている」という体験をしていないがために健全な自己愛を持てていなかったり、他人からのこころない言葉がトラウマになっていたり、思春期をうまく過ごせていなかったり、頑張っても認めてもらえなかったり裏切られたりしたことで、あなたのこころは深い傷を負っているのです。

「自己愛を育むことが大切」とはよく言われることですが、ここまででもお話ししてきたように、「ありのままの自分を受け入れる、好きになれる」という自己愛は、過

去の生育環境を含む長い期間を経て培われてきたあなたの価値観が影響しています。

ですから、いきなりその感覚を変えなさいと言われても、そう簡単ではありません。

それでも解決策はあります。あなたの過去は変えられませんが、これからの自分は少しずつでも変えていけるからです。

では、どうすれば変わっていけるのか。そのカギとなるのが「レジリエンス」です。

あなたには過去のつらい体験がたくさんあると思います。けれども私が「自分と向き合ってみましょう」と言うとき、それはあなたの過去の記憶を掘り起こしなさいという意味ではありません。

過去を掘り起こせば原因が見えてくることはあるかもしれませんが、それはあなたを死の淵に立たせてしまうかもしれないほどつらい作業です。

だから過去はひとまず置いておきます。大切なのは「今のあなた」に注目すること。

とくに重要なのが、あなたの今の「思考の仕方」を知ることです。なぜなら過去を引きずる感情を変えるのはむずかしくても、思考の仕方を変えることは可能だからです。

あなたを苦しめているのは、あなたの思考の仕方⁉

こころの免疫力《レジリエンス》を高めていくためにまず大切なのは、あなたの今の思考パターンに気づくことです。苦しみのただなかにいる人のほとんどは、じつは自分自身が無意識のうちに身につけ、とらわれている思考の仕方（自己認識）のせいで苦しんでいます。日常でのあなたのその思考パターンを少しずつ変えていくことで、レジリエンスは回復していきます。同じ出来事に遭遇しても、受けとる感情が変わってくるのです。

あなたは今、自分を「醜くてたまらない」と感じているかもしれません。思い描く理想の自分と現実の自分とのギャップに折り合いがつけられずに、苦しんでいるかもしれません。

ところが、レジリエンスが強くなってくると、自分自身の見え方が変わってきます。ある地点から「あ、今の自分で大丈夫かもしれない」と思えるようになるのです。

もちろん、そのときまだ気になる部分があったら、整形を考えたってかまいません。どんな医師を選ぶべきかについてはまた追ってお話ししますが（229ページ）、レジリエンスが充分に育まれたとき、あなたは確実に未来に希望を抱けるようになっているはずです。今はまだ「そんなの無理だ」と思うかもしれません。けれども、レジリエンスの基盤はこころの免疫として誰もが持っていて、正しい思考スタイルを身につけることで、誰にでも強くしていくことができます。

第3章

身体醜形症を克服する——あるがままの自分を好きになる処方箋

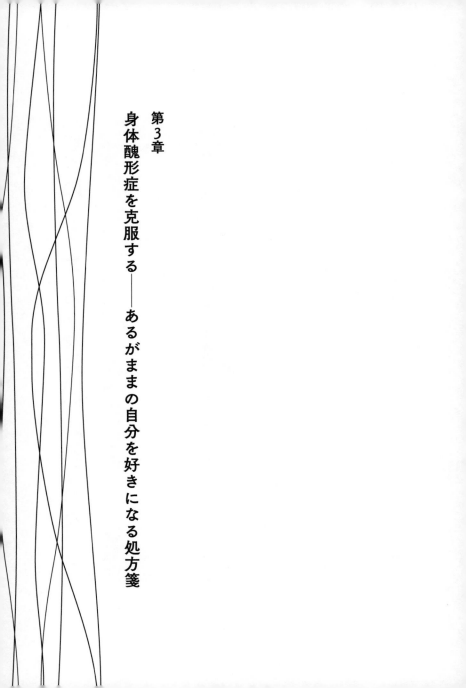

必要なのは、こころと身体の同時並行的なケア

今からでも「打たれ強い」自分に変われる

あなたは、顔にばかりとらわれてしまう自分を、ダメな人間だと思っているでしょうか？　でも、私はそうは思いません。今はひどく傷ついているために、レジリエンスが弱っているだけです。

レジリエンスが弱っていると、間違った思考パターンに陥りやすくなります。ネガティブな感情にとらわれやすくなったり、自己評価が極端に低くなったりするのです。子ども時代の環境要因はいずれも過去のことですし、自分で変えることはできませんが、今からあなたの思考の仕方を変えることで、レジリエンスを高めていくことは可能です。レジリエンスは、生まれもった才能ではなく、習慣やトレーニングによって誰にでも高めていくことができるものだからです。

第3章では、身体醜形症を克服するために私が日々患者さんたちと一緒におこなっ

ているメソッドをご紹介していきます。私たちのこころと身体はどうやっても切り離すことのできないものですから、こころも身体も同時にケアしていく必要があります。

まずこころへのアプローチとしては、あなたの思考の仕方の自己分析と「マインドフルネス呼吸法」をもちいることで、レジリエンスを強化していきます（マインドフルネスレジリエンス強化療法＝ＭＢＲＳＴ［Mindfulness Based Resilience Strengthen Therapy］）。

そして、身体へのアプローチとしては、免疫力を高める食事と生活習慣を整えていくケアをしていくことで、身体の免疫力そのものを高めていきます（レジリエント食事生活療法＝ＲＤＬＴ［Resilient Diet and Life Therapy］）。

とてもシンプルですが、身体の免疫力が高まると、こころの免疫力――つまりレジリエンスも強くなり、レジリエンスが強くなれば、身体の免疫力も高まります。私たちの心身はつねに互いに影響し合い、つながっているからです。

このメソッドは、身体醜形症の方の治療法としても効果がありますが、不安症や不登校、リストカット、摂食障害などの心因性とされる疾患、またパーソナリティ障害や気分変調症の回復にも効果が見られています。

ここでは、できるだけ実際の手順に沿ってお話ししていきます。

なぜ、ネガティブな感情が生まれてしまうのか？

まずは自分の「思考のクセ」を知る

あなたがこころ折れそうになるのは、目のまえの問題に対して「どうしたらいいのかわからない」と途方に暮れる瞬間だと思います。「自分が醜くてたまらない」という思いにとらわれているあなたには今、「顔をどうにかするしかない」という結論しか見えてこないかもしれません。

しかし実際にあなたを苦しませているのは、具体的な解決策がわからないことよりもむしろ、こころに生じる不安や焦り、羞恥心といったネガティブな感情です。

レジリエンスを高めていくうえで大切なのは、こうした感情の裏に隠れている自分の「思考のクセ」に気づき、ネガティブな感情の波から脱却することです。

突然わき上がる絶望感や耐えがたい苦しみの感情はどのような思考に由来するのかを探り、別の考え方に置き換えられるかを冷静に分析していきます。

多くの場合、そこには自分では気づいていない「思考のクセ」が隠れています。

ちょっと想像してみてください。

ある日、友だちから「今日のメイクは可愛いね」と言われたとします。

「ありがとう、うれしい」と喜ぶ人もいれば、「えっ、じゃあいつものメイクは可愛くないってことなのかな……どうしよう」と不安になる人もいます。あなたは、どう感じるでしょうか？

まったく同じ経験をしても、人はそれぞれ異なった受けとり方や感じ方をするため、ある人は喜び、ある人は不安になるという違いが生まれます。

その受けとり方、感じ方の違いをもたらしているのが、あなたの「思考」つまり、「思考の仕方」「解釈の仕方」です。

感情や気持ちを変えることはできませんが、あなたの「思考の仕方」はあなたの意志で変えていくことができます。

このように自分の感情を認識し、その感情に対する自分の思考を認識することを、ＥＱ（情動の知能指数）理論の創始者である心理学者ジョン・メイヤーは「自己認識」と呼んでいます。

あなたが自分と世界をどうとらえているのか、なぜ今のように反応するのか、自分自身をあらためて知ることによってあなたの思考のクセを把握し、少しずつ考え方や行動の習慣を変えていくのです。

MBRST療法でレジリエンスを強化する

私が患者さんたちと一緒に取り組んでいるマインドフルネスレジリエンス強化療法（MBRST）では、まずあなたの自己認識を変えていくアプローチからはじめていきます。

ある意味で〝思い込み〟とも言えるあなたの思考の仕方や、間違って植えつけられてしまっている信念を、正しい方向へと軌道修正していくのです。

方法論は、アメリカの臨床心理学者アルバート・エリスのABCDE理論（論理療法）をもとにしていますが、マインドフルネス呼吸法を並行しておこなうことで、よりレジリエンスの強化をはかれるのが、このMBRST療法の特徴です。

今の自分の思考パターンを知ろう——ABC自己分析とABCDE理論

あなたが陥りやすい「思考の落とし穴」に気づく

あなたの思考がどんなパターンに陥りやすいのか、それを知るために役立つのが、「ABC分析」と呼ばれる自己分析の方法です。

このABC分析は、先ほどお話ししたアルバート・エリスのABCDE理論に基づくもので、［**A：出来事**（Affairs）］［**B：自動的に思い浮かぶ考え方／信念＝自己認識**（Belief）］［**C：結果として生じる感情や行動**（Consequence）］の頭文字をとってこう呼ばれます。

私たちは、何か困難な出来事に遭遇したとき、その出来事がそのまま自分の感情や行動につながっていると考えがちです。

けれども実際には、［**出来事A**］と［**結果として生じる感情や行動C**］のあいだに

ABCDE理論をもとにしたMBRST療法の図解

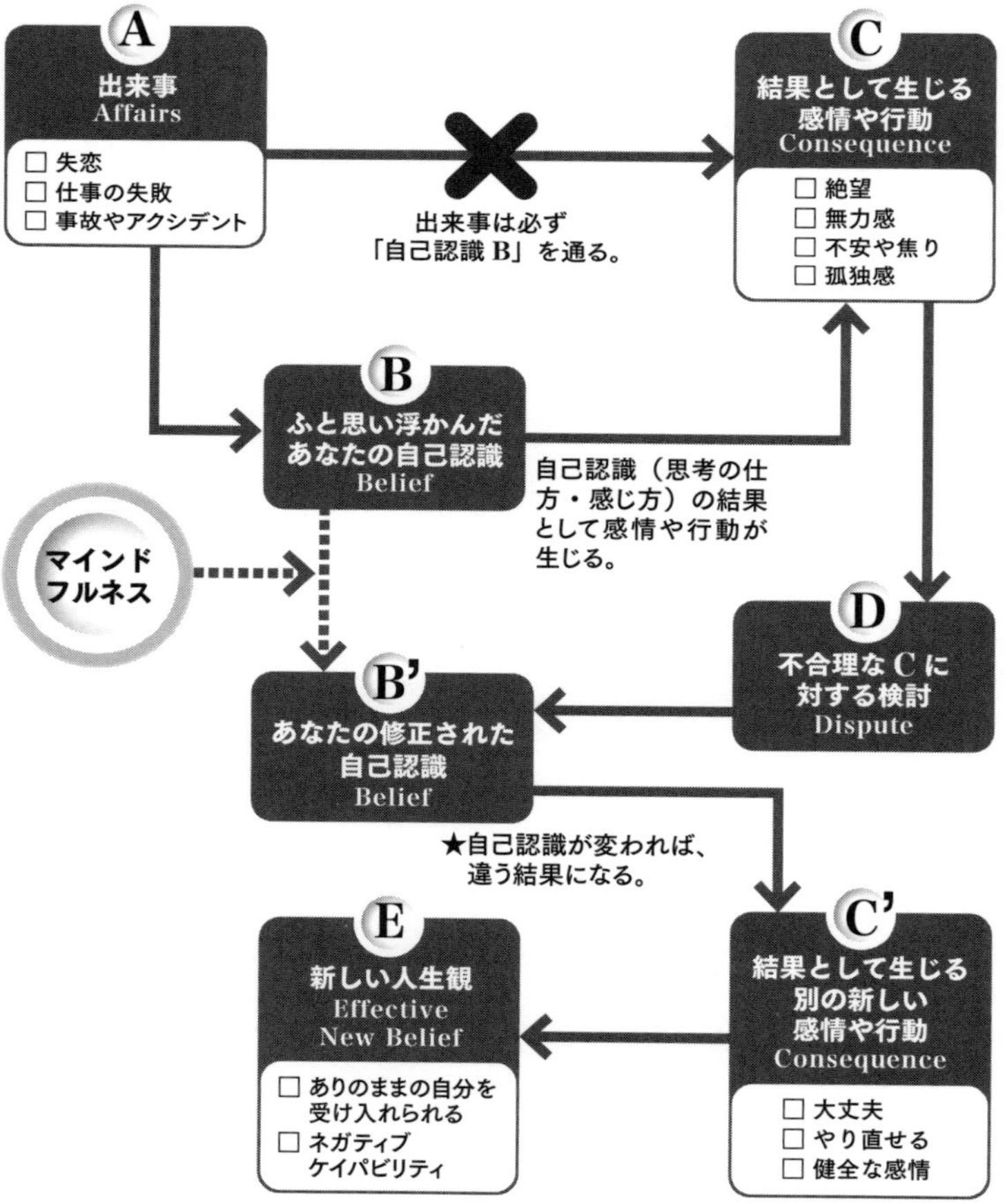
A
出来事
Affairs
□ 失恋
□ 仕事の失敗
□ 事故やアクシデント
出来事は必ず
「自己認識 B」を通る。
C
結果として生じる
感情や行動
Consequence
□ 絶望
□ 無力感
□ 不安や焦り
□ 孤独感
B
ふと思い浮かんだ
あなたの自己認識
Belief
自己認識（思考の仕方・感じ方）の結果として感情や行動が生じる。
マインドフルネス
D
不合理なCに
対する検討
Dispute
B'
あなたの修正された
自己認識
Belief
★自己認識が変われば、
違う結果になる。
E
新しい人生観
Effective
New Belief
□ ありのままの自分を受け入れられる
□ ネガティブケイパビリティ
C'
結果として生じる
別の新しい
感情や行動
Consequence
□ 大丈夫
□ やり直せる
□ 健全な感情

は、無意識のうちに必ず「**自動的に思い浮かぶ自己認識B**」が働いています。

私たちのこころは、A↓B↓Cと動いていきます。

A　ある出来事に遭遇したとき
B　ふと自動的に思い浮かぶ考え方や信念（＝自己認識）があり
C　その考え方や受けとり方にしたがって感情が生まれ、行動を起こします

たとえば、こんな具合です。


「**出来事A**」：電車で仲良くしているカップルを目撃した。

「**自動的に思い浮かぶ自己認識B**」：自分は一生ひとりぼっちに違いない。

「**結果として生じた感情や行動C**」：不安や焦り。孤独感が込み上げてきて嘔吐やリストカットの衝動に駆られる。


何かよくない出来事、たとえば落ち込んでいる気持ちで電車に乗った際に仲のよいカップルを目撃したというような「出来事」が起こると、その瞬間ドキドキと動悸がして、不安や焦りといったネガティブな「感情」や、家に帰ってから嘔吐の衝動に駆られたり、リストカットしたくなるという「行動」としての「結果」が生じます。

この「**出来事A**」と「**結果C**」のあいだには、必ずあなたの「**自己認識B**」が働いています。

不安や焦燥感というネガティブな感情を生み出しているのは、じつは出来事そのものではなく、あなたの脳裏に瞬間的によぎった自己認識のせいなのです。

そこで大切なのが、「**自己認識B**」と「**結果C**」のつながりです。

あなたが結果的にどんな感情になるかは、瞬間的によぎった考え方や信念（＝つまり自己認識）に大きく影響されるということ。この自動的な自己認識と、結果としてわき起こる感情のつながり（「**B**と**C**のつながり」と呼びます）は10個のパターンに分類されます。１４４ページの図にあるように、基本的に奇数番号がネガティブな思考、偶数番号がポジティブな思考です。

そしてその自己認識は、あなたが長年培ってきた感じ方や考え方のパターンに依拠していることが多く、間違っている場合が少なくありません。

この間違った自己認識のパターンの多くは「思考の落とし穴」にはまっていることが多いのです。思考のエラー、ワナと言ってもいいと思います。

この「思考の落とし穴」にとらわれると、本来は感じる必要のないストレスが生まれてこころの負担となります。その結果、受けとる感情や行動がゆがめられてしまうのです。

まずは、自分がとらわれがちな「思考の落とし穴」を知ることからはじめます。

そして「思考の落とし穴」を参考にしながら、あなたのネガティブな「**自己認識B**」と「**結果として生じた感情と行動C**」に反論してみるのです。それを「**反論Dispute**」と言います（140ページの図の**D**）。そうすることで、あなたの間違った自己認識――つまりは考え方や解釈の仕方が修正されて「**新しい自己認識の仕方B'**」を獲得できるようになります（140ページの図の**B'**のことです）。

自分が陥りがちな思考のパターンに気づくことができれば、あなたが受けとる感情も、それに伴う行動も変わってきます「**新しい感情と行動C'**」。

それらを繰り返す結果として、**ポジティブな信念、人生観のようなもの**「**効果E**」が出来あがってきます。これがレジリエンスの回復にもつながっていくのです（140ページの図の**E**）。

［自己認識B］と［結果C］のつながり 10のパターン

自分に起こった出来事を、ポジティブに受けとめるか、ネガティブに受けとめるかは、あなた自身の思考の仕方＝つまりは［自己認識B］に大きく影響されます。このBとCのつながりを知っておくと、ネガティブな気持ちになったときにも、自分の思考のクセに気づいて修正していくことができます。

＊奇数番号がネガティブな思考、偶数番号がポジティブな思考です。

❶ B：「被害的な感情」—○○された、なぜ？　なぜ自分だけが？〈自分の権利の侵害〉⇒C：不満、憤り、怒り

❷ B：「加害的な感情」—悪いことをしてしまった。コミットメントを破った。自分を抑えきれなかった。〈他人への権利の侵害〉⇒C：反省、罪悪感

❸ B：「対象に対するネガティブな気持ち」—うまくいかなかった。失敗した。失った。バカにされた。〈対象喪失〉⇒C：悔しい、寂しい、悲しい、不愉快、失望、落胆、悲嘆、孤独

❹ B：「対象に対するポジティブな気持ち」—うまくいった。やったぞ。十分がんばった。〈対象獲得〉⇒C：得意、愉快、安堵、満足、自負、連帯

❺ B：「未来へのネガティブな気持ち」—～になったらどうしよう。うまくいかないような気がする。〈未来への脅威〉⇒C：不安、怖れ、後ろ向き

❻ B：「未来へのポジティブな気持ち」—そうなればいいな。うまくいくかもしれない。〈未来への期待〉⇒C：希望、憧れ、夢、前向き

❼ B：「他人とのネガティブな比較」—自分はダメだ。自分ではどうせダメだろう。〈劣等比較〉⇒C：羞恥心、卑下、失望、絶望

❽ B：「他人とのポジティブな比較」—自分の方がましだ。自分ならそうはしない。そうではないのではないか？〈優越比較〉⇒C：自信、自負、希望

❾ B：「ネガティブな判断留保」—よくわからないからやめておこう。めんどうだから放っておこう。〈ネガティブな現実逃避〉⇒C：後悔、情けなさ、不全感

❿ B：「ポジティブな判断留保」—嫌だけど、とりあえずやっておこう。結果は分からないけど、とりあえずやっておこう。〈ポジティブな現実逃避〉⇒C：一息、余裕、充実、満足

＊ここでの内容は、PRP（ペン・レジリエンシー・プログラム）の理論をもとに構成しています。

レジリエンスを弱らせる12の「思考の落とし穴」

思考を正しく書き換える

日常のなかで予期せずやってくるストレスに対処できるレジリエンスを育てるためには、あなたが陥りがちな「思考の落とし穴」に気づき、それを別の考えに書き換えていく練習が大切になります。

出来事をゆがめて受けとってしまいがちなあなたの思考を正しく書き換えることで、ネガティブな感情を必要以上に抱かずにすむように、思考を修正していきます。

私たちは間違った思考にとらわれがちなのですが、それは思考の落とし穴にハマってしまうからです。なかでも多くの人が陥りがちなのが、おもにつぎの12の「思考の落とし穴」です。

❶ 早とちり（結論の飛躍）

充分な根拠もないのに、自分にとって不利で悲観的な結論をすぐに決めつけてしまうことを言います。たとえば、「あの人は私のことが嫌いに違いない」と勝手に思い込んだり、「自分の状況が将来よくなることは絶対にない」というようにネガティブな結論をすぐに出してしまいます。

❷ トンネル視（視野狭窄《きょうさく》）

全体を見ることなく、たったひとつの嫌なことに注目して視野が制限され、結果として現実を実際よりネガティブにとらえてしまうことを言います。たとえば、ひとりに言われた批判をずっと気にして引きずってしまったり、見た目の部分的なコンプレックスで自分を丸ごと否定してしまったりする傾向があります。

❸ 拡大解釈と過小評価

自分の失敗や短所は実際よりも大きく考え、逆に成功や長所については過小評価してしまうことを言います。たとえば、些細なミスに対して「これですべてが台無し」と思い込んでしまったり、逆にうまくいって喜ぶべきところで「そもそも喜ぶようなことではない」と冷めてしまうのです。

❹ 個人化（自己非難）

問題が起こると「すべて自分のせいだ」と罪悪感で自分を責めてしまうことを言います。自分に関係のないことにも責任を感じてしまう傾向があります。

❺ 外面化

個人化の反対で、問題が起こると「自分のせいではない」と反射的に避けて誰かや何かのせいにすることを言います。あるいは「自分にはコントロールできない」と思い込む傾向があります。

❻ 大惨事思考

些細な問題をすべてのことに当てはめて、過剰に一般化して考えてしまうことです。たとえば、ほんの少し失敗しただけなのに「自分はいつも失敗ばかりだ」と思ったり、何か嫌なことをされたときに「どうせ嫌な人しかいないんだ」と考え、自分の将来が悲惨なものになると思い込む傾向があります。

❼ マインドリーディング（思考察知）

相手の気持ちを勝手に推測して、「そう思っているはずだ」と思い込むことです。また、「あの人は自分の考えをわかってくれている」と勝手に期待する場合もあります。

❽ 感情の理屈づけ

理性ではなく、感情をもとにものごとを判断して決めつけてしまうことを言います。たとえば、「不安だ」「心配だ」というような感情を理由に、「もうダメだ」「失敗だ」と間違った結論を出してしまいます。

❾ 白黒思考

状況をつねに良いか悪いかというような2択で考えてしまうことを言います。たとえば、対人関係でも「この人と合うか合わないか」「自分は認められているか認められていないか」と考えがちです。また、仕事や勉強や見た目に対しても「100か0か」という極端なとらえ方をする傾向があります。

❿　完璧主義（べき思考）

「〜すべきだ」「〜でなければならない」といった自分の基準でものごとを考え、その基準に見合わないことは絶対許されないと考えてしまうことです。自分に対しても、過度なプレッシャーをかけて追い込んでしまう傾向があります。

⓫　劣等比較

人と自分を比べては、つねに自分は人よりも劣っているという感覚に陥ってしまうことを言います。そのために事実をゆがめて受けとりがちで、間違った自己認識をしてしまいます。

⓬　他者評価の全面受け入れ

他人から何か言われたり意見されたりしたときに、それが本当に正しいかどうかを検討しないまま、すべて真に受けてしまうことを言います。その結果、間違った結論に陥りがちです。

（註）❶〜❼までは認知療法の創始者アーロン・ベックが明らかにしたもの。❽はペンシルベニア大学レジリエンシー・プログラム（ＰＲＰ）が加えたもので、❾〜⓬は私が独自に追加しています。

ここで大切なのは、あなたが何らかの出来事に遭遇したとき、自分がどの「思考の落とし穴」にハマりやすいかを見つけることです。

たとえば、先ほどの141ページの例のように、仲の良いカップルを見たときに「自分は一生ひとりぼっちに違いない」という自己認識がよぎった場合、❶の「早とちり」と❻の「大惨事思考」に陥っていることがわかります。

この先ずっとひとりぼっちかどうかなどわからないのに、「きっとひとりぼっちに違いない」と早合点し、「一生そうなんだ」と将来もその状態がつづくと決め込んでしまっているのです。この思考のとらわれが極端であるほど、こころの痛みは大きくなります。

あなたが陥りがちな「思考の落とし穴」はどれかを見つけ、まずはひとつずつ間違いを正していくことからはじめます。

あなたがハマりやすい「思考の落とし穴」の見つけ方

ABC分析日記をつけてみる

あなたが思考の落とし穴にハマるのは多くの場合、せっぱ詰まった状況にあるときだと思います。その場で「本当にそう？」と自問できれば理想的ですが、実際にはショックを受けたり、ネガティブな感情がわき上がったりしているはずですから、即座に思考を振り返るのはなかなかむずかしいかもしれません。

そこで、取り組んでみていただきたいのが、ABC分析日記をつけることです。

自分の部屋など安心できる場所で、あなたが遭遇した出来事を振り返ってみます。**［困難だった出来事A］**と**［そのとき自動的に思い浮かぶ自己認識B］**と**［その結果どう感じたかC］**というこころの流れを書き出し、そのときによぎったネガティブな自己認識Bを、別の考えB′に置き換えられるかどうか試してみるのです。

自分の思考を振り返る作業は、最初はつらさを伴うかもしれませんが、書き出して客観的に眺めてみると、考え方が論理的になるため、案外、冷静に向き合えてスッキリするものです。心配せずに、ノートと鉛筆を用意してください。

では、順番に進めていきましょう。

❶ 感情に注目する

ABCを書き出してみるまえに、最初はあなたの感情に注目してみます。

私たちの感情はその瞬間ごとに変化していくものです。あのとき現場で抱いた感情と、自宅に戻って思い出したときに抱く感情はおそらく違うと思います。

まずは感情をあらわす言葉（喜び、悲しみ、不安、怒りなど）を20個ほど書き出してみましょう。

さて、いくつ思い浮かんだでしょうか？

思い浮かんだ言葉の数が多いほど、こころは安定していきます。とはいえ、20個思い浮かばなかったからといって問題があるわけではありません。これからは自分の感情を表現する言葉を意識して、あなたの気持ちをできるだけ言葉にしてみてください。

❷ あなたのＡＢＣを書いてみる

では、つぎにＡＢＣを書いてみましょう。

［出来事Ａ］と**［そのとき自動的に思い浮かぶ自己認識Ｂ］**と**［その結果生じた感情や行動Ｃ］**を書いていきますが、書く順番にちょっとしたポイントがあります。

- **まず［出来事Ａ］を書きます。**
↓
- **つぎに、結果である［感情や行動Ｃ］を書きます。**
↓
- **そのあとに［そのとき自動的に思い浮かぶ自己認識（考え方や信念）Ｂ］を思い出して書きます。**

このA↓C↓Bという順番で書いてください。

ここでの目的は、出来事と感情のあいだにある「**そのとき自動的に思い浮かぶ自己認識B**」を特定することです。できるだけ解釈をくわえずに、正直に書きこんでください。

自分の考えを書き出してみると、頭のなかにモヤモヤとした状態でとどめておくよりも、悩みは小さくなっていきます。

A 出来事（○月○日）

友だちにランチの約束をすっぽかされた。

● ネガティブな感情を伴う出来事を、できるだけ具体的に書きます。
5W1H（誰と、何を、いつ、どこで、なぜ、どのように）を意識して書きます。
どんな気持ちになって何をしたかを書き出します。

C 感情や行動

怒り。悲しみ。孤独感。もうメールもLINEも無視しようと決めた。

● 感情の表現には、不安、悲しみ、憂鬱、怒りなど、1語で表せるものを使います。そのときに自分がどう考えたかを思い出します。

B そのとき自動的に思い浮かぶ自己認識

彼女にとって私はどうでもいい存在なんだ。嫌いになったに違いない。

● そのときに浮かんだ考え方や信念を書きます。疑問形は言い切りに変えましょう。

● 「BとCのつながり」（144ページの表）の何番に当てはまるかを考えて、番号をメモしておきます。ここでは、「③対象喪失」が該当します。

1日にいくつの出来事でもかまわないので、自分のABCを書き出して日記をつけていきます。書くことで自分の考え方を論理的に客観視できるようになり、また「吐き出してスッキリする」という効果もあります。

❸ どんなアプローチができるかを考える

さて、今度は書き出してみた自分の思考を振り返って、別の考え方ができないかを試していきます。あなたを追い込んでいた不合理な考え方に対して、「本当にそう?」と疑問を投げかけるのです。

困難をともなう出来事に遭遇したとき、あなたにネガティブな感情がわくのは、ほとんどの場合**【そのとき自動的に思い浮かぶ自己認識B】**が原因です。このBの思考を別のものに置き換えられないかを考えてみます。

そして、どんな行動をとるのがよいか、解決策を導き出すのです。

では、先ほどの例をもとに考えてみましょう。

A 出来事(○月○日)

女友だちにランチの約束をすっぽかされた。

B そのとき自動的に思い浮かぶ自己認識

彼女にとって私はどうでもいい存在なんだ。嫌いになったに違いない。

C　結果として生じた感情や行動

怒り。悲しみ。孤独感。もうメールもLINEも無視しようと決めた。

←

D　B、Cが正しいかどうか検討する

本当にそう？　「思考の落とし穴」にハマっていないか考える。

←

B´　修正された新しい自己認識

そもそもランチに誘ってきたのは彼女のほうだった。私のことをどうでもいいと思っているはずはない。きっと何か理由があるに違いない。

←

C´　別の新しい感情や行動（解決策）

彼女に連絡をして理由を聞き、リスケジュールする。

× 当初の結果として生じていた感情や行動にはいたらなくなります。

いかがでしょうか？　こうやって別の思考に置き換えることができると、当初にわき起こった「怒り、悲しみ、孤独感」というネガティブな感情が、だいぶ薄まっているのがわかりますね。

この例でハマっていた「思考の落とし穴」は、❶「早とちり」と❼「マインドリーディング」の2つです。

もし、新しい考え方がうまく書けないときは、それまでに書いた「そのとき自動的に浮かぶ自己認識」に共通の特徴がないかどうかを見ていきます。そして、あなたがハマりやすい「思考の落とし穴」をみつけることができれば、しめたものです。

すると、「あ、今、自分はまた［早とちり］の落とし穴にハマって、あの人は自分のことをこう思っているに違いないなどと考えてしまっていたな」とか、「あ、今、自分は［個人化］の落とし穴にハマって〝すべて自分のせいなんだ〟と考えてしまっているな」という具合に、自己認識を修正しやすくなります。

考え方を「柔軟」にしていく

自分が陥りがちな思考の落とし穴に気づいたら、その考え方に反論して正しい自己認識をみつけていきます。あなたの考えを否定するという意味ではありません。極端に偏って凝り固まってしまっている思考をほぐし、妥協点をさぐるということです。

それまで「絶対そうだ」と考えがちだった強いとらわれ思考を、「必ずしもそうでないのでは？」と相対化していく作業です。自分自身に簡単な質問をすることで、思考を柔らかくし、ネガティブな感情への連鎖をストップします。こんなふうに自問してみてください。

「きっと○○に違いない！」と思ってしまったら……
　↓**「その結論には充分な根拠があるのかな？」**

「〜すべき」と考えてしまっているのなら……
　↓**「絶対にそうすべきとはかぎらないのでは？」**

「もう全部ダメだ！」と絶望感に襲われそうになったら……
　↓**「必ずしも全部がダメというわけではないのでは？」**

「自分のせいに違いない」と考えてしまったら……
　↓**「必ずしも自分にすべての責任があるわけではないのでは？」**

どれもとてもシンプルな質問ばかりですが、こうした簡単な質問を自分にしてみることで、凝り固まっていた思考（間違った不合理な自己認識）が柔らかくなり、自然な考え方に修正されていきます。すると、あなたのなかにわき起こる感情にも変化が出てくると思います。

ＡＢＣ分析日記をつけはじめて２週間もすれば、自分がハマりがちな思考のパターンが見えてきます。

また、あなたの自己認識が「自分だけが」「いつでも」「どこでも」という考え方に陥っていないかにも注意してみてください。

もし、「自分だけが」「いつだって」「どこにいても〇〇なんだ」と思ってしまっている場合には、「自分だけではない」「いつでもではない」「どこでもではない」というように考えを切り替えます。そうすることで、ネガティブだった思考がポジティブなものへと変換されていきます。

こうして考え方を柔らかくするというプロセスを繰り返していくことで、思考の落とし穴は自然と弱まっていき、自分の感情や行動をよりポジティブな状態へと導いていくことができるようになります。

やがてはあなたの強みになる

ここまででは、思考の落とし穴があたかも悪者であるかのようにお話ししてきましたが、あなたが持っている思考のクセに隠されているのは、本質的にはあなたの良さであり強みにもなるものです。

相手の気持ちを推測する「マインドリーディング」は、ポジティブに働けば相手への共感力につながりますし、何でも自分のせいだと思ってしまう「個人化」だって責任感の強さのあらわれかもしれませんし、「自分は有能だから何でもできるはず」という自己効力感に変わる可能性も持っています。「トンネル視」も、ネガティブな部分ではなくポジティブな部分に注目するフィルターとなれば、あなた自身や誰かの長所を発見する貴重なスキルに変わるはずです。

レジリエンスが強まっていけば、マイナスに思えた思考のクセが、やがてはあなたの魅力に変わっていくとも言えるのです。

COLUMN

［コラム］なぜ、「思考の落とし穴」にハマってしまうのか？

ある出来事に遭遇したときに、私たちの脳裏に無意識のうちによぎってしまう［自動的に思い浮かぶ自己認識B］は、脳科学では「情動反応」とも言われます。

では、このとき脳では、どんなことが起こっているのでしょうか？

瞬間的に起こるこの情動反応には、２つのルートがあります。

まず、ひとつめのルートはつぎのように進みます。

「知覚情報（私たちが見聞きしたり感じたりした情報）が視床下部《ししょうかぶ》を通る↓大脳皮質の各知覚領域に情報を提供する↓それらの情報が前頭前野で総合的に処理されて情動行動反応の範囲を決定する↓扁桃体に命令を出す↓扁桃体が自律神経や運動神経を介して反応する」

これがいわば通常のルートで、理性がきちんと働いている状態での反応です。

もうひとつのルートはショートカットで、つぎのように進みます。

「知覚情報が視床下部を通る↓情報が直接扁桃体に届いて反応する」

この2つめのルートは、緊急事態時に生命を守るための反射的な反応で、私たち人間に原始的に備わっているルートでもあります。簡単にいえば、生命の危険を感じたときの反応だということです。

扁桃体（核）は、私たち自身の情動に関する記憶を呼び起こす部位ですから、好ましくないネガティブな情報が入ってくると、その記憶を呼びさまして注意警報を発し、前頭前野からやってくる理性的な反応命令を待たずに、反応します。

つまり、これが「思考の落とし穴」が起こっているときの脳の状態だということです。

また、入ってきた情報が経験上あまりに大きなストレスだと感知した場合には、扁桃体は前頭前野からの抑制を完全にブロックしてハイジャックし、危険を回避するようになります。これが第1章の57ページでもお話しした「扁桃体のハイジャック」です。

身体醜形症や不安症の症状がある場合、扁桃体が注意警報を発しているときに「思考の落とし穴」にハマりやすく、ハイジャックが起こっているときにはパニック状態になると説明できると思います。

こうした事態を回避するには、あなたが経験的に陥りやすい思考パターンBに代わる〝Bをあらかじめ用意しておき、それに切り替えることで、脳が「緊急事態だ！」と条件反射してしまわないようにしていく必要があります。

そして、そのときBに行こうとする衝動を抑えるのに役立つのが、マインドフルネス呼吸法です。思考を停止してこころをまっさらな状態にすることで、修正された新しい自己認識〝Bへとスムーズに移行できるようになるのです。

マインドフルネスの役割

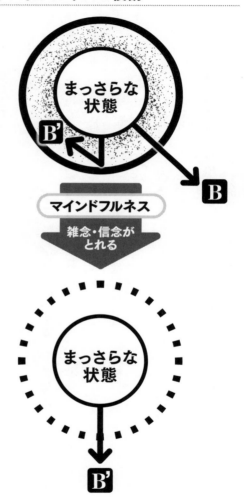

生まれてから身についた雑念・認知の仕方・信念などが霧のようにまとわりついて、B のとらえ方をしてしまう。

マインドフルネスによって、雑念・信念の霧が晴れ、B' のとらえ方をすることで、新しい信念、人生観を得ることができる。

とらわれたこころを鎮める「マインドフルネス呼吸法」

過去や未来へのとらわれから離れる

困難を感じる出来事に直面したときに、できるだけネガティブな感情を受けとらずにすむように、思考パターンを変えていく方法についてお話ししてきました。

思考パターンは、日々練習を重ねることでポジティブなものへと変えていくことができるものです。けれども、だからといって簡単に苦しみから解放されるかというと、残念ながらそうではありません。

そこであなたに身につけていただきたいのが、「マインドフルネス呼吸法」です。

マインドフルネスは「今この一瞬の気づき」を意味します。

もともとは仏教や禅の行法、東洋医学において実践されてきた瞑想ですが、近年では米国のＧＡＦＡのようなＩＴ企業の研修プログラムに導入されて脚光をあび、一方で精神医療にも取り入れられ、その効果が実証されています。

怒りや焦燥、緊張、不安という感情の高まりを鎮めて、レジリエンスを回復させる効果があります。

私たちは今この瞬間を生きているようでいて、じつはそうでもありません。過去や未来のことを考えて「こころここにあらず」の状態でいる時間が意外と多いのです。とくに過去の失敗や未来への不安といったネガティブな感情ほど、とらわれる時間が長くなります。とらわれつづけることによって、自分で不安やストレスを増幅させてしまっているとも言えるのです。

そうした過去や未来へのとらわれから離れて、こころの向かう矛先が〝今ここ〟に集中している状態を「マインドフルネス」と呼びます。自分が〝今この瞬間〟に存在していることだけに意識を向けている状態です。

こころをいったん白紙に戻す

ここで目指すのは、「あかちゃんのような雑念のないまっさらな状態」だと思ってもいいかもしれません。

さまざまな学びや経験を積む過程で、私たちのこころは霧に覆われはじめます。社会の価値観や規範を学ぶなかでいろいろな思考が生まれるのは自然なことですが、その思考はときに雑念となって、私たちのこころを惑わせ束縛します。

「何も知らない子どもの頃のほうが幸せだった」と思うことがあるように、人は成長するにつれて苦悩も知るようになる存在です。そして、その苦悩や雑念のほとんどは、過去の憂いや将来への不安でできています。

そこで意識を「現在」「今」という一瞬に集中させることで、雑念で霧のかかったこころをいったん白紙に戻します。

実際にまっさらな白紙に戻すのは簡単ではありませんが、苦しみのもととなっている不安や焦り、緊張などのネガティブな感情がわき上がってしまうまえに思考を停止(エポケー)することは、案外できるものです。

過度なストレスで自分を見失いそうなときに、平静さを取り戻すための緊急の手段にもなります。

こころの「あるがまま」を観察する

たとえば、あなたが何らかのストレスに直面し、「やっぱり自分は醜すぎて救いようがないんだ」というような気持ちにとらわれたとき、こころは、いわばカオス状態になっています。

過去の記憶や未来への不安があふれ出して思考がゆがめられ、間違った事実を「これが自分なんだ」と信じこんでしまっている状態です。

けれども、今とらわれている感情や思考は、事実を反映したものではなく、あなたのこころのなかに生じたひとつの現象でしかありません。

呼吸に意識を集中させることで、「とらわれてしまっている今の自分」を客観化し、一歩引いて眺めます。自分の今の状態がどのようなものであっても、評価や価値判断をせずに、その状態をあるがままに観察するのです。

すると、「この状況だったら悲しくなってしまうのは仕方がないな」「不安な自分がいるんだな」と、自分の感情をそのまま受け入れられるようになっていきます。

思考のクセにも気づきやすくなりますから、とらわれていた思考の落とし穴を特定し、別の考え方に置き換えていく自己分析の作業もしやすくなると思います。

マインドフルネス呼吸法を修得すると、人によっては深呼吸を一回すればその境地に達することができるようになります。ここではマインドフルネス呼吸法の簡単なやり方を、ご紹介しておきましょう。

【マインドフルネス呼吸法】

はじめは明るすぎず、静かな落ち着けるプライベートな空間でおこないます。慣れるまでは、時間と場所を決めておくのがお勧めです。最初は3分ほどからはじめて、慣れてきたら20分～30分おこないます。

ゆったりとした服装で靴は脱ぎ、眼鏡なども外したほうがよいでしょう。何も考える必要はありませんので、緊張せずに力を抜いてください。

① 座り心地のよい椅子やソファに浅く腰掛けます。両足は少し開いて足のうらをぺたりと床につけ、重力を感じられるくらいに体重をかけてください。お尻と両足の3点で身体を支えているようなイメージです。背筋を軽く伸ばしたら、肩の力を抜き、お腹の力も抜いてラクにします。手は組んでもよいですし、太ももの上

に置いたりお腹に当てたりしても大丈夫です。自分のいちばんラクな場所に置いてください。

②やさしく目を閉じます。口元もラクにしてください。ぎゅっと噛みしめたりせずに、少し隙間があるくらいにリラックスします。

③呼吸は腹式呼吸でおこないます。息を吸うときにお腹が膨らみ、吐くときに凹む呼吸の仕方です。深呼吸を数回したら、身体の感覚に意識を向けます。足の裏が床に触れている感覚、手がどこかに触れている感覚、お尻が椅子に触れている感覚を意識します。あなたが両足を置いている床の先は、地球の中心へとつながっています。

④つぎに呼吸を意識します。ゆっくり鼻から息を吸い、お腹が膨らむのを感じてください。「1、2、3」と数えながら鼻から息を吸い込んだら、「4」で軽く止め、また「5、6、7、8」まで数えながら、鼻からゆっくり息を吐き出します。時間をかけて長めに吐くほど、副交感神経が刺激されてリラックスできます。鼻孔

の空気の流れを感じてください。

⑤呼吸のリズムにこだわる必要はありません。呼吸をコントロールしようとせずに、自然に起こるままにまかせてください。意識だけはつねに呼吸、鼻孔の空気の流れに集中します。途中で何か考えが浮かんできたら、「雑念、雑念、呼吸、呼吸」と頭のなかで言って、また呼吸に意識を戻します。これを「タッチ・アンド・リターン」と呼びます。雑念はたくさん浮かんでくると思いますが、呼吸を意識していれば問題はありません。

⑥ある一定時間おこなったら終了します。ひとりでおこなう場合はあらかじめタイマーをセットしておくといいでしょう。最後に仏具の「りん」やヨガで使う「ティンシャ」を鳴らし、音が消え入るのに集中して終わるのもよいでしょう。慣れてくると、電車で座っているときや学校や職場の休憩時間でもできるようになります。

身体醜形症の「とらわれ」からラクになる

マインドフルネス呼吸法をするうえで大切なのは、こころのなかにわき起こる会話をイライラせずに穏やかに受け流し、和やかな気持ちで「今、呼吸している自分」に戻ることです。

ついつい過去の悔いや未来の不安などへと意識が飛んでしまいがちですが、呼吸に集中することで「今ここにいる自分」に集中できます。この段階でこころはまっさらになります。

呼吸への意識が安定してくると、同時に多くのことに気づけるようになります。呼吸に意識を向けながら、部屋の温度を感じ、外で遊ぶ子どもたちの声を聞き、自分のこころに浮かんだ考えや記憶に気づき、そしてまた呼吸に戻っていく——。

自分の外側と内側で刻々と移り変わるさまざまな変化をあるがままに、選り好みせずに、ただ眺められるようになります。この「開放的で、とらわれのないこころの状態」が、マインドフルネスです。心理学的には、フロイトのいう「平等に漂う注意」——いろいろな感情が意識のなかを通過するけれども反応はしない「観察する自我」の状態だと言えるでしょう。

あなたのなかにわき起こる思考や感情は、どれも一時的なものでしかありません。必ずしも現実やあなたの存在価値などを反映しているわけではなく、重要な意味を持つものでもない——。マインドフルネス呼吸法をつづけていくうちに、こうした気づきを自然と得られるようになっていきます。

はじめのうちは呼吸に意識を向けるだけで精いっぱいかもしれませんが、毎日数分でもつづけることが大切です。

つづけていると、こころと身体の変化に気づくと思います。

ドキドキしてしまう胸の動悸や息苦しさが減っていき、過剰反応しがちだった周囲の出来事にも、とらわれないようになってくるのです。

こうしたとらわれからの解放は、身体醜形症の人のこころを、とてもラクにしてくれます。うつ病やパーソナリティ障害を持つ人にもとても効果的で、その苦しみがぐっとやわらぐことがわかっています。

COLUMN

［コラム］「マインドフルネス」とは何か――その意味と効能

「マインドフルネス」という言葉自体は、いちどは耳にしたことがある方も多いと思います。ここでもう少しだけ掘り下げてお話ししておきましょう。

多くの場合、瞑想法や呼吸法として知られていますが、そもそも「マインドフルネス（mindfulness）」は、仏教の経典で使われている古代インド語の「サティ（sati）」という言葉を英訳したものです。

「マインド（mind＝こころ）」が「フル（full＝行きわたった）」な「ネス（ness＝状態）」、つまり「開放的で、とらわれないこころの状態」というこころの状態そのものを指す言葉で、日本語では「こころをとどめておくこと」あるいは「気づき」などと訳されます。〝良い悪い〟などの価値判断をせずに、完全に〝今この瞬間〟に注意を向けているこころの状態のことです。

このこころの状態は、心理学的には「脱中心化」とも呼ばれます。何か考えが浮かんだときに、その思考を自分の中心に置かずに距離をとって眺める行為、と言ったらわかりやすいでしょうか。

ネガティブな思考が生じた場合にも、そのネガティブな思考を客観的に眺めて距離をおくことで、負の感情の連鎖に巻き込まれずに、「ネガティブな思考を抱いている自分がいるな」と、あるがままに受け入れられる安定したこころの状態です。


その安定したこころの状態を叶えるのに効果的なのが、「マインドフルネス呼吸法」です。この呼吸法（瞑想法）を世界へと普及するきっかけをつくったマサチューセッツ大学のジョン・カバットジン博士は、マインドフルネス呼吸法を「意図的に、今この瞬間に、評価や判断とは無縁の形で注意を払うこと」と定義しています。

本来のマインドフルネス呼吸法は、リラクゼーションや精神統一とは区別され、あくまでも〝今この瞬間〟の体験をありのまま観察することであり、自分の思考を客観的に眺めるという「気づき」のプロセスです。

いわば、今この瞬間に自分の内側で起こっていることに意識を集中させて観察しつづけるための脳とこころのトレーニングとも言えるでしょう。

このトレーニングをつづけることで、とてもリラックスしていながらも感覚は鋭くなり、それまで振り回されていた漠然とした不安や憂いなどとは無縁の、安定したこころの状態でいられるようになります。仏教で言う「こころの平静」です。

やり方は170ページをご参照いただきたいですが、実際におこなううえでのポイントは、けっして「力まない」こと。「ありのまま観察しよう」と意気込みすぎると、逆に緊張感が高まってしまいますから、何か成し遂げようとする「することモード（Doing Mode）」ではなく、ただ、あるがままを受け入れる「あることモード（Being Mode）」を意識するとよいでしょう。

むずかしいイメージがあるかもしれませんが、基本的には、座って姿勢を正し、自分の「呼吸」に意識を向けるだけです。意識が呼吸から離れてしまったことに気づいたら、また注意を呼吸に引き戻していきます。この呼吸に意識を戻す行為、タッチ・アンド・リターンの繰り返しです。

もし、「何だかちっとも集中できない」「全然ダメだ」という気持ちが浮かんできても、また呼吸に戻れば何も問題はありません。大切なのは、何かを達成することではなく、自分のこころの動きに気づくことだからです。

呼吸を通じて「今この瞬間」を意識するトレーニングをつづけていくと、自分自身の「今この瞬間」の反応や行動、判断についても注意が向けやすくなり、よけいな不安感や焦燥感が消えていくでしょう。

あなたの顔の美醜へのとらわれも、しだいに薄れ、こころの霧が晴れていくのを感じられると思います。この状態になると、間違った自己認識Bを、B'に修正していくことも容易になります。

考えすぎずに、できるだけ毎日つづける。それが何よりも大切です。

レジリエンスは、規則正しい生活で手に入る

生活のリズムが心身のリズムをつくる

あなたはふだん、どんな生活のリズムで毎日を過ごしていますか？　何時に起きて、何時に寝ますか？　日によってバラバラですか？　それとも毎日だいたい同じでしょうか？

こころの傷の回復には、レジリエンスを高めていく必要があるというお話を繰り返ししてきましたが、こころは目に見えないものですし、とり出して状態を確かめたりできるものでもありません。

そこで見直してみたいのが、あなたの今の生活のリズムです。

私たちの心身にはもともと、いつでも「もとの正しい状態」に戻ろうとする自動回復機能（ホメオスタシス恒常性）が備わっています。ケガをした皮膚が自然にふさがって治っていくのと同じように、傷ついたこころをもとの状態に戻そうとする機能で

す。

その機能をフルに発揮させるために重要なのが、体内のリズムを正常に戻すこと。つまり生活のリズムを整えることなのです。

私たちのこころと身体は、生活のリズムに大きく影響を受けています。なぜなら、私たち人間を含む地球上の生物はみんな、24時間を刻む体内時計を持っているからです。

体内時計の中枢は、脳の中心部に近い視床下部にあります。そこには1万個ほどの神経細胞があり、そのひとつひとつが時を刻み、全体が同調することで身体のすみずみにまで時間を告げます。私たちのこころと身体は、この体内時計のリズムに合わせて活動しているわけです。

たとえば、起きて活動している時間帯には交感神経が活発になって体温や血圧や脈拍が高くなりますし、夜に寝ている時間帯は副交感神経が働いて体内の機能も緩み、血圧が低下して心身がリラックスした穏やかな状態になります。

私たちの生命活動そのものが、体内時計のリズムによって機能しているのです。

体内時計の乱れはこころを疲弊させる

この体内時計は、光の情報を受けとって「時刻合わせ」をしています。

ですから、夜遅くまで起きてずっと明るい環境にいたり、朝遅い時間まで眠って太陽の光を浴びられずにいると、時刻合わせができずに体内時計のリズムに乱れが生じます。

このリズムが乱れてしまうと、交感神経と副交感神経（＝自律神経）の切り替えがうまくいかなくなり、生理機能が正常に働かなくなるために、身体にもこころにも不調があらわれるのです。

身体醜形症など、こころに見えない傷を負っている人のなかには、いわゆる昼夜逆転に近い夜型の生活を送っている方が非常に多いという印象があります。日中の嫌な出来事を思い出してしまったり、不安な気持ちがわき上がってきてなかなか眠りにつけない日々がつづくうちに、昼夜が逆転してしまうのです。

眠れないからとスマートフォンやパソコンの画面を眺めはじめると、交感神経が刺激されて活動モードに入ってしまいます。夜、本来は鎮まっているはずの交感神経がオンの状態というのは、いわば脳のアクセルを踏みっぱなしにしているようなもの。

ずっと緊張状態にあるのと同じですから、こころがざわついて「とらわれ」の気持ちがますます強くなり、よけいに眠れなくなります。しっかり寝られなければ心身ともに休まりませんから、朝にはだるさが残って、なかなか起きられない――。

あなたも、こうした悪循環に陥っているかもしれません。

朝の光を浴びて体内時計をリセットする

体内時計のリズムを整える方法自体は、そうむずかしくありません。

私たちの体内時計は、朝に浴びる太陽の光によってリセットされ、そこから、身体全体のリズムを整えていきます。

ですから、夜は遅すぎない時間にベッドに入り、朝の太陽の光を浴びられる時間に起きればいい、ということ。

「そう言われても、それができないからつらいんだ……」という声が聞こえてきそうですね。でも、生まれながらにして「夜型」という性質を持っている人はいません。

夜にはぐっすりと深く眠り、朝の太陽の光を浴びて1日をスタートする――というリズムは、自然の法則そのものであり、人はその流れに乗ることで、無理なく自然に、こころと身体の健やかな調和を取り戻していくことができる存在です。

まずは「今日1日だけやってみよう」という気持ちで、夜の23時頃までにベッドに入ってしまってください。うまく寝つけないときは、睡眠導入薬をしばらく飲んでもかまいません。眠りが浅くてつらいなと感じるかもしれませんが、翌日は「今日1日だけだ」と思って朝の時間帯に起きてみてください。

カーテンを開けて、朝の光を浴びるのを忘れずに。その瞬間から、あなたの体内時計が正しく動きはじめます。

人の心身のメカニズムは本当にすばらしいもので、リズムがいったん整うと、すべての機能が、もとの正常なバランス状態へ戻ろうと頑張りはじめます。

夜は自然に眠くなり、こころのよけいなざわつきも減ってくるでしょう。身体もリズムに乗って整っていきますから、だるさも消えて食欲が戻ってくると思います。同時にこころも整いますから、気持ちが穏やかになっていきます。いつも不安だったりイライラしたり落ち込んだり、ということが減り、自分を大切にしたい気持ちが芽生えてくると思います。

そして何よりも、「ちゃんと規則正しく生活できている」という事実が、あなた自身を勇気づけ、確かな自信へとつながっていくはずです。

食事しだいで、こころは強くも弱くもなる

食べたもので人は本当に変わる

もしかしたら、あなたはたえず体重を気にして生活しているかもしれません。

摂食障害と診断されるレベルではないにせよ、体重が増えるのが不安でこっそり嘔吐してみたり、その反動でときに過食する衝動に駆られたり、またあるときは何も口にせず自分を律したりしながら、鏡に映る自分を見てため息をついているかもしれません。

私たち人間にとって、「食べる」ことは生命をつなぐとても重要な行為です。

それなのにコントロールするのは、なかなかむずかしい――。何をいつどう食べたらいいのかわからなくて、「いっそ食べる必要なんてなければいいのに」と思ってしまうこともあるかもしれません。

でも、私たちの生命は、言うなればすべて食べたものから形づくられています。

約60兆個とも言われる細胞からできあがっている私たちの身体では、日々膨大な細胞が死んでは創られるという新陳代謝が繰り返されているわけですが、その細胞をつくる材料となっているのは、私たちが口にした食事だけです。

肌や髪、骨はもちろん、神経や臓器などのあらゆる組織が、食べたものの栄養素によって形づくられています。

言いかえれば、何をどう食べるかによって、「わたし」そのものも変わるということ。毎日の食事しだいで、身体もこころも弱くもなれば、強くもなるのです。

身体本来の機能を取り戻す食事を

レジリエンスを高めるために必要なのは、身体が本来持っている機能を取り戻していく食事です。心身にまだ何も問題がなかった、いわば自分の「初期設定（デフォルトモード）」に戻っていけるほど、本来の力が発揮できるからです。

口から入ってきた食べものは、胃腸での消化分解を経てはじめて身体の糧となります。いくら良いものをたくさん食べても、体内できちんと消化されなければ栄養にはなりません。身体本来の機能を取り戻すためには、まずあなたの胃腸の「消化力」を整えることが大切なのです。

消化力というのは、いわば身体の中心に置かれた薪ストーブの火のような存在。

火が安定して燃えつづけていれば身体のすみずみまで温まりますが、火が弱ければ全身が温まるのにも時間がかかりますし、弱りすぎた火に薪をいくら追加してみたところで、なかなか炎は燃え上がりません。

誰もが持っている力ですが、運動能力に個人差があるように、胃腸の消化力にも個人差があります。

とくにこころのバランスを崩しているとき、胃腸は必ずといっていいほど弱っているもの。強いストレスや緊張を感じてお腹が痛くなった経験は、きっとあなたにもあると思います。

また胃腸の消化力は、私たちの体験や感情を咀嚼して消化する機能も果たしています。そのため消化力が弱っていると、不快な体験をしたことへの怒りや悲しみがいつまでも収まらなかったり、落ち込みが消えなかったり、ネガティブな感情にとらわれたままの状態がつづきます。素敵な体験をしても、充分に味わって栄養にすることができないのです。

もしあなたが今、何らかのネガティブな感情にとらわれているのであれば、胃腸の消化力もまた、弱っています。

弱った胃腸に必要なのは、できるだけ消化に負担のかからない食事です。最近では、人の免疫細胞の6割は大腸にあるという説もあり、腸内細菌叢《そう》（腸内フローラ）に善玉菌を増やす食事が勧められています。具体的にどんな食事をすればよいかは190ページを参考にしてください。

本来の安定した消化力が戻ってきて、身体の代謝機能がスムーズになると免疫機能がアップし、レジリエンスも自動的に強くなりはじめます。身体のなかで「消化力」という火が安定して燃えているとき、私たちの心身の機能もまた安定するのです。

身体が軽くなるのはもちろんですが、こころに浮かぶ感情を消化する力も戻りますから、過去への執着や顔の美醜へのとらわれも、手放せるようになっていきます。

睡眠障害は「規則正しく食べること」で改善する

あなたは最近よく眠れているでしょうか？　眠りたいのに眠れない日々がつづいているかもしれません。寝つきが悪かったり、途中で目が覚めてしまったり、朝起きるのがとてもつらいのは、身体がとても消耗している証拠です。

夜、ざわざわとこころに不安がわき起こり、日中の嫌な出来事を思い出してイライラしてしまうのは、先ほどお話ししたように、胃腸の消化力が弱っているせいでもあるのです。

不安になると自律神経が乱れますから、無性に甘いものや重たいものを食べたい衝動に駆られます。そこで思わず過食してしまうと、身体はさらに疲弊して朝起きられなくなります。

もちろん罪悪感も一緒にやってくるでしょうから、「明日は絶食だ」という気持ちになって、翌日は丸1日食事を抜いたりするかもしれません。

でも、こうしたサイクルは、あなたをますます眠れない状況へと追い込みます。

この悪循環から脱するために、まずできるのは、規則正しい食事をこころがけることです。1日3食、できるだけ毎日決まった時間に食べるようにしてみてください。

「そんなに食べたら太ってしまう」と思うかもしれませんが、自分の消化力に見合う食事をしているとき、人は本来、太りません。

今のあなたの消化力はおそらく弱っていますから、はじめた当初は、少し体重が増えるかもしれませんが、しばらくすると増減しなくなり、やがて一定になります。

3度の食事を規則正しくとっていると消化力が安定してきますから、瞬間的に「食べたい！」という過食の衝動も減るはずです。

ただし、もし「食べすぎてしまったかもしれない」と感じても、つぎの食事を抜いてはいけません。とたんに食べたい欲がわいてきて、必ず過食が悪化します。

その衝動はたいてい就寝前にやってきますから、また眠れない悪循環に逆戻りしてしまうのです。

３度の食事ができると、体重は多少気になっても、こころはだいぶ満たされている感覚があると思います。その気持ちのまま、よけいな考えが浮かんでくるまえにベッドに入ってしまいます。繰り返しているうちにメラトニンの分泌量が増え、夜はぐっすり眠り、朝すっきり目覚められるようになるはずです。

消化力の回復によって、睡眠障害のほかにも不安神経症やうつ、パニック障害などの症状も軽減することがわかっています。

レジリエンスを強くする食事のコツ

消化に負担のない食べ方を

レジリエンスを高めるためには、あなたの身体の免疫力を高める食事が大切です。そのためには消化に負担をかけず、免疫力を低下させる大きな原因となる活性酸素を体内から減らしていく食事が基本になります。

ここでは、今日からすぐ参考にできる食事のコツをご紹介しておきたいと思います（「レジリエンスを強くする食べもの」については１９３ページにまとめましたので、余裕のあるときに眺めてみてください）。

◎毎日できるだけ決まった時間に食事をする

できるだけ決まった時間に食事をすると、消化力に負担がかかりません。体内のリズムが戻って、心身の回復が早くなります。

◎1日3度の食事をきちんと食べる

188ページでお話ししたように、3食しっかり食べることで過食の衝動がおさまり、よく眠れるようになります。

◎コンビニ弁当やファストフードは避ける

できるだけ新鮮な素材をつかった、できたての食事を食べます。コンビニのサンドイッチやお弁当、またファストフードには、かなり多くの食品添加物が使われています。手軽で便利ですが、胃腸にはとても負担がかかるものばかり。炊き立てのご飯とみそ汁だけでも立派な食事です。消化にもやさしく、こころの満足度も高まります。

◎抗酸化力のある食材を意識して食べる

できるだけ体内の活性酸素を減らすために、抗酸化作用のある食材を意識的に食べるようにします。活性酸素とは、呼吸によって取り込まれた酸素の一部で、身体に運ばれる過程で毒性をもったもののこと。体内を酸化させて害を及ぼし、あらゆる病気の原因になります。具体的には196ページでご紹介しているビタミンA（βカロテン）、ビタミンC、ビタミンEやファイトケミカルを含む食材がお勧めですが、野菜を中心にバランスよく食べることを意識するだけでも充分違います。

◎座ってゆっくり味わう

食べるときは、できるかぎり「食事だけ」に集中します。スマートフォンやパソコンを見ながら食べる「～ながら」食べも、できるだけやめましょう。食べものだけに集中すると、噛む回数も自然と増えて消化の負担が軽くなります。食べたあとの満足感が、こころの免疫力の糧にもなります。

◎冷たい飲み物はできるだけ避ける

食事中に冷たいものを飲んでしまうと、消化力がとたんに弱ります。氷は使わずに、できるだけ常温の飲み物にしましょう。温かい飲み物は、いつ飲んでもかまいません。

◎食後に軽く散歩する

食事のあと10分～20分ほど散歩をすると、消化の働きが高まって心身ともに軽くなります。無理なダイエットをしなくても適切な体重を維持できるようになります。

レジリエンスを強くする食べもの

こころのバランスを失って苦しんでいるとき、必ずといっていいほど身体の免疫力も弱っています。

レジリエンスを高めるには、まず身体の免疫力を高める高タンパク、低脂肪、低カロリーの食事が基本となります。ここでは、腸にやさしい食べもの、脳のエネルギーとなる食べもの、そして抗酸化力のある食べものをご紹介します。

① 腸の働きを高める食べもの

食物繊維の多い食べもの：腸内で分解され、ビフィズス菌のエサになることで腸内環境を整えます。

↓穀類、豆、野菜、昆布、わかめ、里芋、果物など

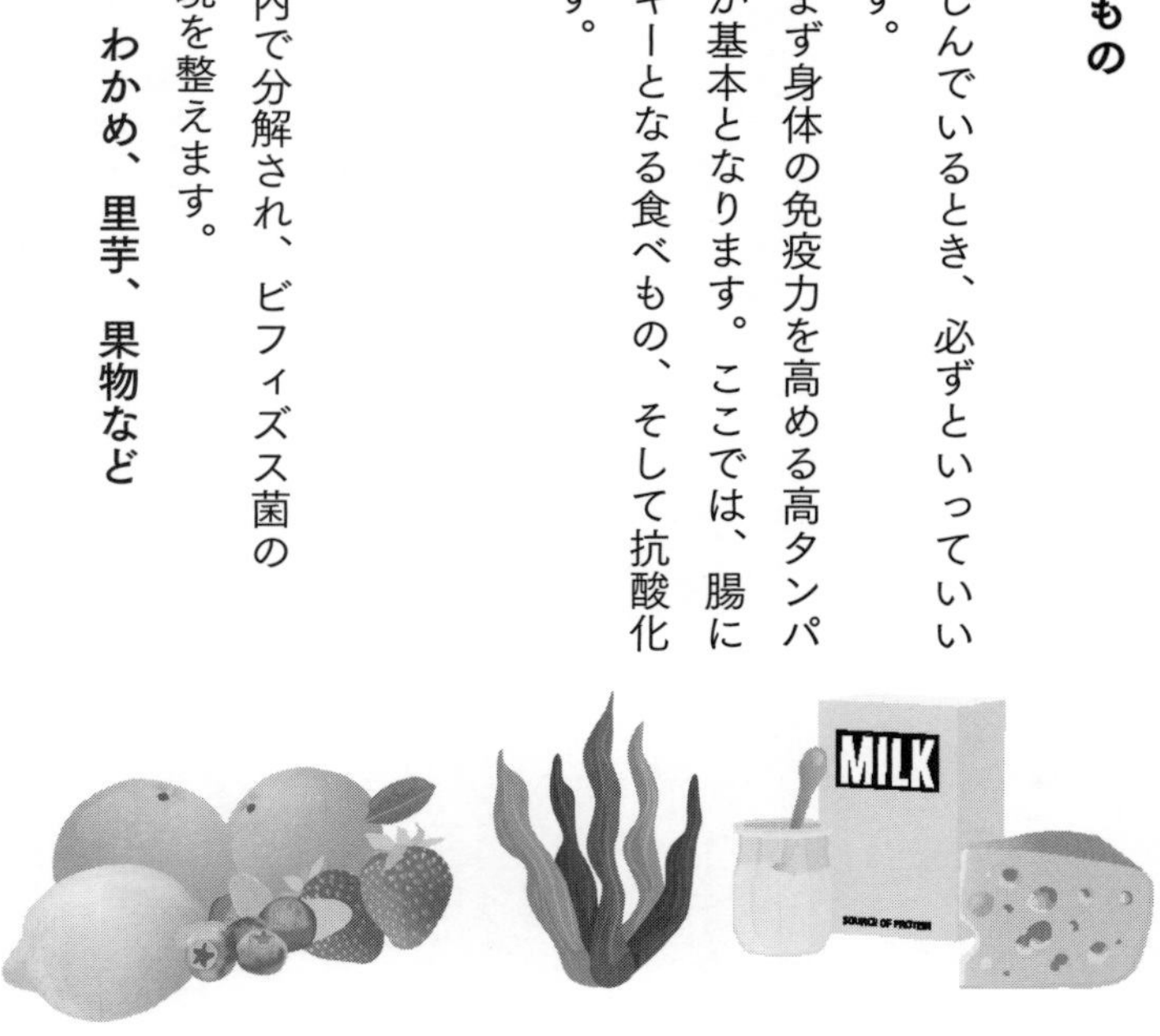

難消化性オリゴ糖：ビフィズス菌を増殖させ、大腸菌などの悪玉菌を減らして免疫機能を活性化させます。
↓**アスパラガス、玉ネギ、ニンニク、バナナ、大豆（味噌、醤油）、てん菜、牛乳、サトウキビ、筍、トウモロコシ、乳製品など**

糖アルコール：腸内の善玉菌のエサになり、悪玉菌が増えるのを抑えます。
↓**イチゴ、リンゴ、梨、カリフラワー、キノコ類、昆布など**

●そのほか、ヨーグルト、チーズなども良いとされていますが、体質によって腸の具合が変わりますので、少量ずつ食べはじめて、効果の実感があるかどうか相性を確かめてください。

■避けるべき食べもの
保存料や添加物、防腐剤などの多く入ったもの
↓**スナック菓子、インスタント麺、ファストフードなど**

② 脳を安定させ、エネルギーになる食べもの

脳の細胞や神経伝達物質を構成するアミノ酸をつくる原料となるタンパク質やビタミン、ミネラルが豊富な食材です。自律神経の安定のためには、中性脂肪やコレステロールの摂りすぎはよくありませんが、同時に脳の滋養にもなるものですから、必要量含んでいるのが理想です。

↓玄米、五穀米／豆類、ゴマ、小魚、小エビ／ぬか漬け、納豆などの発酵食品／ごま油、亜麻仁《あまに》油／食物繊維（キノコ、海藻類）／酸味、苦味、辛味のあるもの（梅干し、酢、ワサビ、ニンニク、ネギ、唐辛子、ショウガ、レモン、ニガウリ）／ブルーベリー、ブドウ、大豆、ウコン、ブロッコリー、ほうれん草、トマト、スイカ／常温のお茶、白湯

■避けるべき食べもの

アルコール類、カフェイン：脳の神経系統を弱らせます。できるだけ控えめにしましょう。

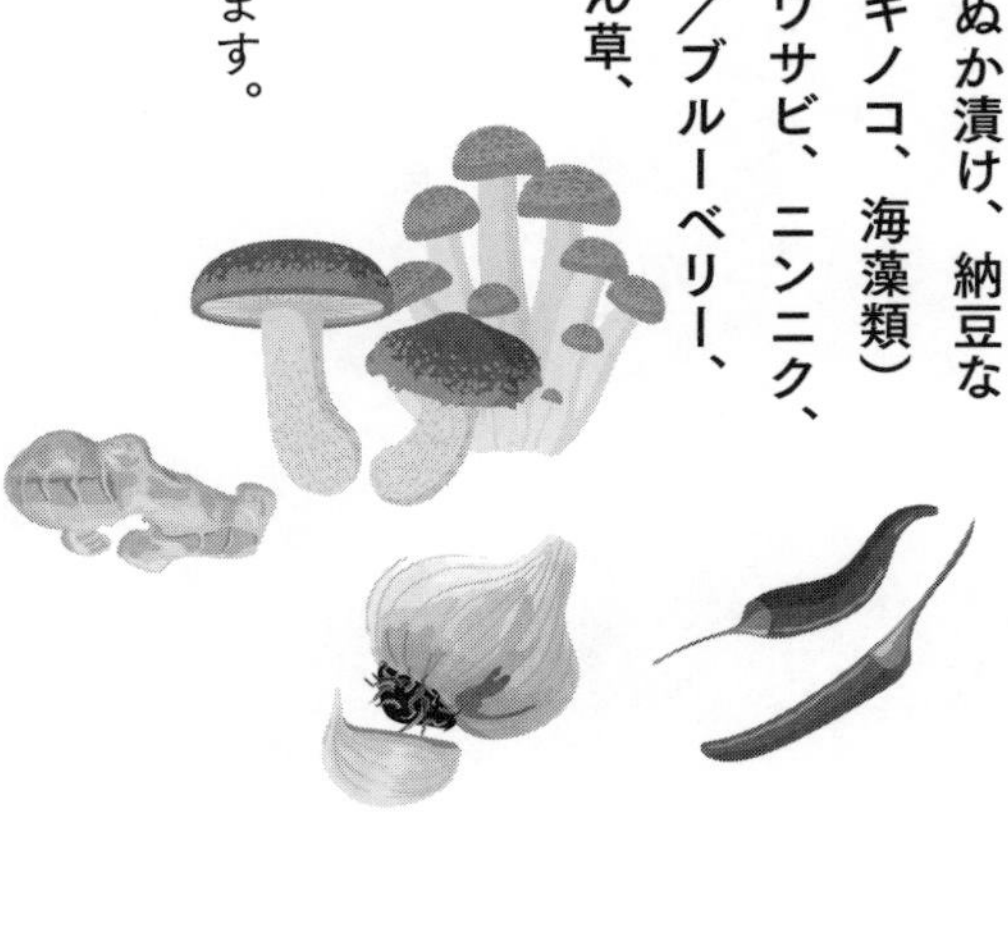

③ 抗酸化力のある食べもの

活性酸素は免疫力の敵であり、老化はもちろん、あらゆる病気の原因となるもの。活性酸素を除去する酵素（SOD）を含む食品が効果的です。

↓ビタミンA（βカロチン）：ニンジン、カボチャ、ほうれん草、ブロッコリー、ピーマン、モロヘイヤ

↓ビタミンC：イチゴ、キウイ、レモン、アセロラ、バナナ

↓ビタミンE：ナッツ類、鰻、ニジマス、ひまわり油

↓ファイトケミカル：アントシアニン（赤ワイン、ブルーベリー）／リコピン（トマト、スイカ）／カテキン（緑茶、紅茶）／イソフラボン（大豆）

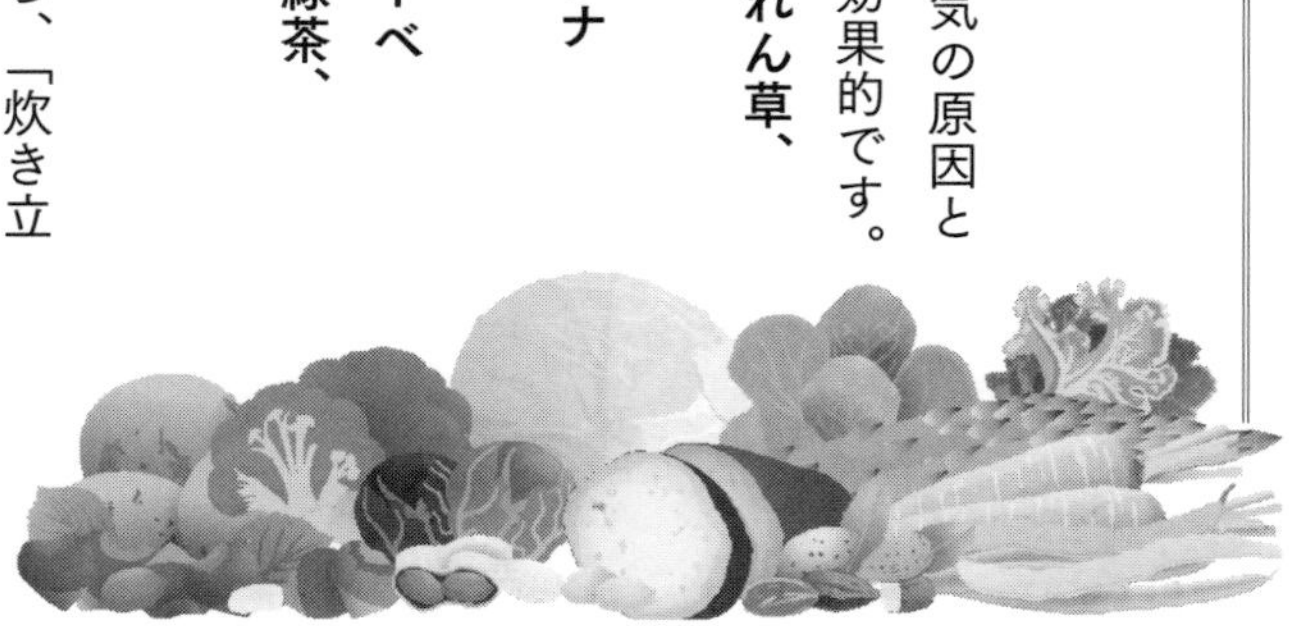

もし、何を食べていいかわからなくなって困惑してしまったら、「炊き立てのご飯とみそ汁」という基本に戻ってください。パスタやピザなど、美味しいものはほかにもたくさんありますが、日本人の胃腸にとっていちば

ん消化の負担にならないのは、やはり和食です。みそ汁に野菜や豆腐などをたっぷり入れて具だくさんにするだけで、栄養素は問題なくとれます。

また消化力が弱っているときに油っぽい肉料理などをがっつり食べてしまうと、だるくなってうつ症状が出ることもありますので、食べ過ぎないように気をつけてください。ただ、仮に食べ過ぎてしまっても、1日3食の食事は抜かずに、少量でも食べるようにしてください。

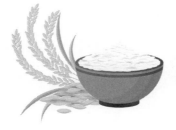

緩やかな運動がこころの免疫力に効く

運動の目的はダイエットではない

適度な運動には、こころをリラックスさせて筋肉の緊張をほぐし、自律神経の働きを正常化してくれる効果があります。慢性化したうつ症状の回復にもつながりますし、とらわれの感情を忘れさせてくれる効果も期待できます。また生理学的には細胞内のミトコンドリアの働きが活性化され、活性酸素毒が軽減されます。

そんなわけで、あなたにもぜひ運動を日々の習慣にしていただきたいと思うのですが、たくさんすればするほどいいというわけでもありません。

運動の本来の目的は、何だと思いますか？　ダイエットや体力維持が思い浮かぶかもしれませんが、そうではありません。

運動は、こころと身体のモチベーションを高め、その日1日の活動に耐えられるようスタンバイするためにおこなうものなんですね。

もし、体力が落ちているときに運動すれば、逆に心身の調子を崩すことにもなりかねませんから、あなたの体力に合った無理のない運動でなければ意味がありません。

では、具体的にはどんな運動がよいのでしょうか。

運動はあくまで自分の準備のためですから、人と比べて競う必要はありません。ヨガやピラティス、ラジオ体操をはじめ、ウォーキングや軽いランニング、水泳など、ひとりでできるもの、いわゆる有酸素運動がいいと思います。

人によって体力が違いますから、運動量も一人ひとり変わってきます。

一度にする適度な運動量の目安は、「うっすら汗をかく程度」あるいは「口で息がはじまる程度」と考えてください。

こうしたサインが出てきたら、運動は必ず終わりにします。やりすぎてしまうと、逆に心身を消耗させせますから、その日1日クタクタになってしまうような運動量にはしないでください。

また、運動でダイエットしようと考えるのもよくありません。

身体醜形症の傾向がある人は、つい何でも「過度」になりがちです。いつのまにか運動の目的が「体重減少」にすり替わって過激になり、自分を痛めつけることにもなりかねませんから、くれぐれも「緩やかな運動」をこころがけてください。

ＳＮＳ、インターネットはどこまで大丈夫？

身体醜形症との相性は……

インターネットを使わない暮らしは想像できない時代になりました。コロナ禍でリモートワークやオンライン授業もより一般化し、もはやインターネットなしでは立ち行かない世界になっています。

ただ、正直なところ、身体醜形症とＳＮＳやインターネットとの相性は、あまりよいとは言えません。

ネット上にあふれる美容関係の情報が、あなたの不安をかきたてます。その上、ＳＮＳ上のネガティブなコメントが、あなたが顔の美醜にとらわれるきっかけになってしまう場合があるからという理由もありますが、たとえ傷つけられても強迫行為のように自撮りを繰り返し投稿し、他人からの反応に一喜一憂しながら自分の顔へのとらわれを強めてしまうのが、身体醜形症の症状そのものでもあるからです。

ようするに、身体醜形症はＳＮＳやインターネットによって症状が悪化するリスクがとても高いのです。また、逆に自分の顔がスクリーン上に映るのが怖くて、オンライン授業を受けられなくなる人もいます。

自撮りを投稿するしないにかかわらず、ＳＮＳのタイムラインに流れてくる情報を見ていると、気分が落ち込むことも多いと思います。

人の幸せをうらやましく思う気持ちは誰もが持っていますが、ＳＮＳに流れてくる膨大な情報のせいで、他人と自分を比較する機会が毎秒やってくるような状況は、こころのバランスを崩している人にとって、助けになるとは言えません。

その情報を知りさえしなければ生じなかった負の感情にとらわれてしまうという危険と、つねに隣り合わせだからです。

そんなわけで理想を言えば、ツイッターもインスタグラムもフェイスブックもまるごと削除してしまえたら、あなたのこころの回復は確実に早まると思います。

とはいえ、なかなかそれも勇気が必要だと思いますから、まずはＳＮＳを眺める頻度を減らしてみることはできそうでしょうか。

実際、アメリカのペンシルベニア大学の研究でも、ＳＮＳの利用時間を1日30分に制限すると、メンタルヘルスが大きく改善することがあきらかになっています。

ＳＮＳやインターネットとのつき合い方に正解があるわけではありませんが、過信しすぎず、ツールとしてできるだけ割り切った使い方ができると、こころの免疫力《レジリエンス》を傷つけずにすむのではないかと思っています。

COLUMN

［コラム］

周囲の人はどうサポートすればいい？

最低限、お願いしたいこと

身体醜形症の症状は、じょじょに現れることもあれば、突然現れることもあります。ご本人が長いあいだ隠していて、何かのきっかけでカミングアウトするという場合もあります。症状の程度にもとても個人差がありますから、その苦しみがどれほど深いものなのか、本人以外の誰かが憶測するのも、理解するのもむずかしい病気です。

そのため家族や周囲は、その苦しみも本人の「思い込み」だととらえてしまいがちですが、決してそうではないということを、まずお伝えしておきたいと思います。

苦しみはどれも本物で、そこにウソはありません。レジリエンスが弱いために、間違った考えに「とらわれ」ているのです。
それを理解したうえで周囲にできるのは、つぎのことです。

■もしあなたが、彼女彼らの親であるなら、決して負い目を感じてはいけません。本人からは「こんな顔に生んだあなたのせいだ」と責められることがあるかもしれませんが、それは事実ではないからです。誰のせいでもありません。
もし醜いのが子どもを生んだあなたのせいなら、それはあなたを生んだ母親のせいであり、母親を生んだおばあさんのせいであり……と無限連鎖を遡り、究極的には生命の起源に行き着くことになります。だから誰のせいでもないのです。

■同じ理由で、「かわいそう」と思う必要もありません。責任を感じて整形費用をいくらでも出してしまうような親御さんもいますが、その行為が逆に本人の苦しみを悪化させてしまいます。

■負い目を感じるくらいなら、「あなたが大切だ」と何度も伝えてください。愛を伝える行為は、いつからはじめても遅くはありません。

■本人の気持ちを置き去りにせず、寄り添ってください。「何でそんなに顔を気にするんだ」とは絶対に言ってはいけません。気にしたくないのに、気にせずにはいられない強迫観念にとらわれるのが、この病気です。

■本人から症状や苦しみを打ち明けられたときには、「話してくれてありがとう」を伝えてください。ひとりで抱え込むほど、とらわれが強くなるのがこの病気ですから、あなたに話すことが回復への一歩につながる可能性があります。その行為を肯定していくことが大切です。

■親や家族が懸命に回復を願って苦しみを分かち合おうとするとき、多くの場合、症状は快方に向かいます。

■そして、とにかく規則正しい生活のリズムを保てるようサポートしてください。朝は多少無理にでもたたき起こして、太陽の光を浴びてもらい、生活のリズムをつくってあげてください。これがいちばんの助けになります。

■「いらない」と拒絶されても、毎日同じ時間帯に3度の食事を用意して、「ごはんだよ」と声をかけてください。

■もし、精神科から薬を処方された場合には、本人に管理を任せず、親であったり家族であったりするあなたが管理してください。

大切な人が自分自身を否定しつづける様子を目にしなくてはならない状況というのは、とてもつらいと思います。けれども周囲にできるのは、本人をけなさず、責め立てず、辛抱強く寄り添うことです。人として「健全」と思える生活ができるように、回復を願いながらサポートしてください。家族や親しい友人と、できるサポートを分担してもいいと思います。

第4章

それでも整形するのはＮＧですか？――身体醜形症と美容整形

自信になるか整形依存になるかの分岐点

あなたのこころの免疫力《レジリエンス》しだい

おそらくあなたには、まだ「整形したい」という気持ちがあるのではないかと思います。その気持ちは持っていてもいいもので、否定する必要はありません。

ただ、今すぐ美容整形外科に駆け込んでしまうのは、少し待ってほしいのです。

整形手術に耐えられるだけのレジリエンスがあなたに充分備わっているかどうかを、先に確かめておく必要があるからです。

ほとんどの場合、「整形したい」という欲求は、「コンプレックスをなくして自信を持ちたい」という気持ちとつながっています。

幼少期の生育環境や成長過程でのつらい経験やトラウマなど、あなたが「自信のなさ」を植えつけられてしまったきっかけは確かにあったはずですが、いちばんの問題は、その自信を回復させるための唯一の方法が「整形」だと決めつけてしまうことです。

身体醜形症の症状が出ているとき、あなたは「美容整形して顔の気になる部分を治しさえすれば、自分に自信がついて希望を持って生きていけるはずだ」と考えます。けれども、実際に整形手術を受けたあとにわき起こるのは、別の感情です。

とくに手術をして患部の腫れが引くまでは、「ダウンタイム」といって人前に出られないような状態になる期間を数週間から数か月ものあいだ過ごさなくてはなりません。

手術の種類や程度にもよりますが、そのとき鏡に映るあなたの顔は、かなり厳しい見た目になります。

あくまで一時的なもので回復すると頭でわかっていても、レジリエンスが弱っているとき、このダウンタイムでの落ち込みは、おそらく耐えがたいものです。

「腫れが引かなかったらどうしよう」「腫れが引いたあと変な顔になっていたらどうしよう」という不安も当然出てくるでしょうし、あるいは「いったい自分は何をしているんだろう」とむなしさを感じ、強い自己嫌悪に陥る可能性もあります。

美容整形手術は、想像以上にこころに負担を強いるものです。だからこそ、充分なレジリエンスを先に整えておく必要があります。

レジリエンスが弱い状態で一度でも整形をしてしまうと、手術の結果が受け入れられず、自分の顔がさらに気になるようになります。この反応は、残念ですが「お決まり」としか言えないもので、必ず顔へのとらわれが強まります。

そして今度は「気に入らない部分は、ぜんぶ治せばいい」というような考えが浮かぶのです。

けれども、気に入らない部分をすべて治せば完璧な顔になるという認識は、形成外科医の視点からすると、完全に間違っています。

なぜなら、美容整形手術には臨界点ともいえる上限があって、そこを越えると「見るからに整形したとわかる顔」や「不自然で違和感のある顔」になります。

そして、そこまで行ってしまうと、もう以前の自然な顔に戻すことはできません。ちょっと怖い話のようですが、これが美容整形手術の現実です。

整形で叶えたい目的は何か？

あなたが整形することで叶えたい目的は何ですか？

おそらく、「自分の顔を好きになりたい」からではないでしょうか。

自分を愛せる自分になるために、あなたに今必要なのは、レジリエンスを強くすることです。整形を考えるのは、そのつぎです。

たとえ身体醜形症の診断を受けていても、レジリエンスが手術の経過や結果に折り合えるレベルにまで強まれば、整形を考えてもいいタイミングが必ずやってきます。

そのタイミングが来るまでは、レジリエンスにフォーカスしてください。

あなたのこころは「整形」に耐えられるか

「整形がすべての悩みを解決する」と思っていたら要注意

では、あなたが整形手術に耐えられるだけのこころの免疫力《レジリエンス》を持っているかどうかは、どう確かめたらいいでしょうか。

それを見極めるためには、まずこの質問をしてみることです。

「整形すれば、今悩んでいる問題がすべて解決すると思っているか？」

たとえば、学校にも行けるようになって、友だちともうまく付き合えて、勉強だってちゃんとするようになるはずだと。

もし、あなたの答えがイエスの場合は、まだ準備が整っていません。

整形しても解決せず、逆に苦しみが増してしまうリスクが高い状態です。

まずは、レジリエンスの強化を優先させてください。「何がなんでも整形が先」という気持ちを振り払うことができるかどうかが、カギになります。

「顔をまずどうにかしないと何も前に進まない」という強いとらわれは、あなたのこころがいつかどこかで深く傷つき、レジリエンスが弱いままであるがゆえに生じてしまう間違った思考です。

「醜いからすべてうまくいかない」という考えは、思い込みにとらわれた〝虚の壁〟なのです。あなたは自らその虚の壁をつくって進めずにいるわけですが、その壁は実際には存在しない壁ですから、美容整形でいくら外見を治しても壁は消えず、前に進むことができません。

今のあなたに本当に必要なのは、レジリエンスを強めて自己肯定感を持てるようになり、アイデンティティを確立することです。

繰り返しお話ししてきたように、レジリエンスが充分でないとき、私たちの思考はゆがめられ、間違った感情を引き起こします。そこには必ず「思考の落とし穴」がありますから、まずはその思考を正していく必要があるのです。

マインドフルネス呼吸法をおこないながら、別の考え（**B→´B**）に置き換えていく練習をしていくうちに（151ページのABC分析日記をします）、「顔にとらわれている自分」を一歩外から眺められるようになり、「整形だけが唯一無二の解決方法だ」という思い込みがやわらいできます。

顔の悩みはとりあえずそのままにしておいて、「ああ、自分は顔にとらわれているんだな」と思えたとき、レジリエンスは強くなりはじめています。

こうしたプロセスを経てから整形手術をすると、身体醜形症の症状が劇的に改善することがあります。つぎの項目での症例がまさに、そんな経過をたどりました。

「もうダメかと思っていた……」——美容整形で改善した症例

症例9　カオリさん　17歳の場合

「自分の見た目がとにかく嫌いで、とくに日本人っぽいところが大嫌い。TikTokに出てくるような女の子になりたい」と来院したカオリさん。顔のコンプレックスが強く、友だちとうまくつき合えないという悩みを抱えていました。うつ症状もかなり強く、つねに不安や焦燥感にさいなまれている状態です。

両親はカオリさんが生まれてすぐに離婚。母親の実家で9歳まで暮らし、その後、母親は再婚して弟と妹ができました。

中学校に入ると制服や髪型など細かな校則への同調圧力に耐えられず不登校ぎみになりましたが、母は相談相手になってくれず、「学校に行かせるのが親の責任だ」と考えるような支配的なところがあったと言います。新しい父親は、基本カオリさんには無関心な人でした。

カオリさんが容姿にこだわるようになったのは、中学2年生の頃から。白人のような顔立ちに憧れ、自由なファッションやメイクを求めますが、厳しい校則のもとでは叶いません。本人は120パーセントの努力をしたと言いますが、友だちもまったくできず、中学3年生のときに埋没法（プチ整形）で一重だったまぶたを二重にします。

二重になれたことで、気分はマイナス120からマイナス70ぐらいまでには改善した気がしたそうです。

ただ、高校1年生の夏に交換留学でアメリカを訪れてから、アメリカ人のような容姿や生活スタイルへの憧れがさらに強くなりました。帰国後、校則違反でたびたび注意を受けるようになったカオリさんは、耐えきれずに退学して通信制の学校に転校します。

しかし、うつ症状がひどく、地元の精神科を受診して「気分変調症（ディスティミア）」の診断を受け、抗不安薬と睡眠導入薬を処方されている状況でした。

やがて顔の大きさや目鼻の形にもコンプレックスを抱くようになり、自撮りを強迫的に繰り返すようになります。人との交流も避けるようになり、私のところへ来たときには、摂食障害の傾向も出ていました。私は、気分変調症とシゾイド（統合失調質）パーソナリティ障害がベースにあり、身体醜形症が併発しているという診断をつけました。

回復へのみちすじ

当初、カオリさんはカウンセリングに消極的で、「そのぶんのお金を貯めて美容整形を受けたほうが解決は早いし、どうせ自分は高卒でせいぜいバイト生活する人生だから」という反抗的な態度を見せました。

レジリエンス指数（RQ）テストをやってもらうと、レジリエンスは極端には低くありませんでした。まずはABC分析日記（151ページ）をつけながら様子を見ていくことにします。他人と劣等比較する思考パターンが色濃く出ていましたが、自分の考えを書き出して客観視するという工程には違和感がないようで、カウンセリングをはじめてしばらくすると、ABC分析日記にも積極的に取り組んでくれるようになりました。

そこで私は、埋没法だったためにすでに一重に戻ってしまっているまぶたを、今度は切開法で二重にする手術をしてみないかと提案することにしました。信頼できる美容整形外科を紹介し、手術を受けてもらうことにしたのです。

それをきっかけに思考もライフスタイルもポジティブになることを期待してのことです。

術後すぐは、左右の二重の幅が不ぞろいでしたが、再診の際に即座に埋没法で修正されたため、カオリさんはとても満足しました。本人いわく「どうせ時間が解決すると言われて適当にあしらわれると思っていた」のに、すぐに対応してくれた医師に信頼を深めた様子でした。結果として、私への信頼も深まりました。

術後もこころのケアは欠かせません。ひきつづきＡＢＣ分析日記をつづけてもらうと、だいぶポジティブな思考が見られるようになってきました。

たとえば、こうした自己分析です。

［**出来事Ａ**］お店で気に入って買った洋服を家に帰ってから着てみると、期

待外れだった。

【自動的に思い浮かぶ自己認識B】なんでこんな買い物しちゃったんだろう。自分はバカだ（「BとCのつながり」は「③対象喪失」）。

【その結果の感情や行動C】無駄づかいしたと後悔。これを買わなければ、ほかに欲しかったものが買えたのにとイライラした。

←　カオリさんの思考の置き換え

【修正された新しい自己認識〝B〟】こういう失敗は、きっと誰にだってあることだ。

【別の新しい感情や行動〝C〟】失敗は成功のもとなんだから、くよくよするのはやめよう。

【出来事A】TikTokを見て「加工されているだろうけれどキレイだ」と思った。

【自動的に思い浮かぶ自己認識B】それに比べて自分は可愛くない（「BとC

のつながり」は「⑦劣等比較」)。
「その結果の感情や行動C」　劣等感がわいた。比較してしまうのが嫌でアプリを削除した。

カオリさんの思考の置き換え

「修正された新しい自己認識B'」　自分はすぐに他人と比較するクセがあるんだ（思考の落とし穴は「早とちり」「大惨事思考」）。
「別の新しい感情や行動C'」　いつも比較してしまうクセを治さなきゃと思った。

どうでしょうか？　思考の置き換えがしっかりできているのがわかりますね。

整形後、カオリさんの思考は少しずつ前向きなものに変化し、「いくら頑張っても白人のようにはなれない」という、良い意味での諦めを理解するようになってきました。顔は可愛くなりたいけれど、どうしようもないこともあるのだから、今できることをやろう。そうした思考に変わりはじめたのです。

生活リズムも学校中心になり、大学受験を決意し目標の大学も決まりました。願書の提出をめぐって教師とのあいだで行き違いがあったりもしましたが、「先生だって私ひとりが相手ではないのだから大変なんだ」と理解し、面接も直前にマインドフルネス呼吸法をして落ち着いて対応することができ、無事に合格したのです。

カオリさんは現在、大学入学後にも後れを取らないためにと英語塾に通いはじめました。彼女のレジリエンスは、もはや「**B**と**C**のつながり」を考える必要もないほど強くなり、気分変調症の症状も消えています。

とはいえ、鼻の形へのコンプレックスやこだわりがなくなったわけではないので、夏休みにでも整形手術の相談に乗ろうかと考えているところです。手術がうまくいけば、さらに実り多いキャンパスライフが送れることでしょう。

そのためにも、マインドフルネス呼吸法とABC分析はひきつづきおこなうようアドバイスしています。

症例10 タカシさん 38歳の場合

体毛が濃い、顔面の輪郭が非対称、鼻の幅が広いことがコンプレックスで、鏡は1日に30分以上は見るし、映るものがあればつねに自分の顔を確認してしまうというタカシさん。すでに脱毛や美容整形手術は受けていましたが、「まだ受けたいと感じている自分は、もしかして身体醜形症ではないか」と心配になり、私のもとを受診しました。

背も高くイケメンで、英語能力テストTOEIC《トーイック》も990点中970点で有名私大卒というタカシさんの第一印象は、好青年でした。

小学校低学年の頃に一時期いじめにあいましたが、3～5年生までは父親の米国赴任で海外生活を経験。帰国後は自信がついて、いじめた子にリベンジを果たし、逆にボス的な存在になったというタカシさん。中学校でもわりと存在感のあるタイプだったと言います。

高校は進学校に進み、女子にモテたくて軽音楽のバンドに入りますが、自分の毛深さと鼻の形にコンプレックスがあったため、仲間がモテているのを見てさらにコンプレックスが募り、当時は女子に興味がないふりをしていたそうです。

大学に入学すると、周りが派手でストレスを感じますが、一方でレーザー脱毛をはじめます。治療は数十回にわたり、私が会った時点では、硬毛が少し残っている程度でした。

また、女性とよい関係がつくれないという悩みもあり、学生時代に一度、就職後に一度ガールフレンドと性交渉をもつ機会がありましたが、うまくいかず、それをきっかけに会社も辞めてしまいます。

親にお金を出してもらって顔の輪郭手術を受け、塾講師などのアルバイト生活ののち、IT関連会社に就職しました。収入が倍増したため夜遊びをするようになり、その後は、風俗での性体験しかしていないと言います。

容姿にこだわるのは、「年齢的にも結婚したいけれど、そのためにはイケメンか有名人でなければならないから」という理由でした。

♥回復へのみちすじ

タカシさんには、「人より優れていなくてはならない」という強いとらわれが見て取れました。レジリエンス指数（RQ）テストでは、感情調整力が際立って低く、共感力、原因分析力も低い得点が出ました。

そこで脱毛、顔面非対称、広鼻《こうび》の治療適応があるかどうかを専門医に紹介して意見を聞くことにし、同時にマインドフルネスレジリエンス強化療法（ＭＢＲＳＴ）と、レジリエント食事生活療法（ＲＤＬＴ）をはじめました。

当初のＡＢＣ分析では、「**B**と**C**のつながり」（１４４ページ）も圧倒的に奇数が多く、「自分ばかり、いつだって、どこだって」というネガティブ思考にどっぷりハマっている様子がうかがえました。

けれどもタカシさんが熱心にマインドフルネスレジリエンス療法についても勉強し、身体的な問題に対する専門医のアドバイスにも説得力があったおかげで、１か月もすると思考がだいぶポジティブに変化しはじめました。

そして、「自分には〝人より優れていなければいけない〟と考えるクセがあり、そのせいで『～べき思考』の落とし穴にハマっているのだ」と気づけるようになりました。

今タカシさんは、結婚相談所で出会った女性と、相手を傷つけないように慎重に交際しています。現在も月１回ほどでカウンセリングをつづけていますが、容姿に関する相談はなくなり、恋愛相談が主な話題となっています。

こうした症例を経験するなかで、「身体醜形症の美容整形手術は禁忌である」という教科書的な定説に疑問を持つようになりました。もちろん、本章でひきつづきお話しするように、美容整形が誰にとっても解決策になるかと言えば、そうではありません。

けれども、レジリエンスがある程度強くなり、術後の結果を受け入れられるようなレベルになれば、術後に多少の時間はかかったとしても回復へと向かうことがあります。

大切なのは、ご本人の悩みや訴えをよく聞き、実際にどんな手術が可能かを一緒に考え、術前にしっかりとリスクを共有しておくことです。そして手術で結果が出せれば、回復へと向かう可能性が高まります。

ただし、手術の結果が患者さんの希望から大きく外れたりすれば、すべてが逆効果になるリスクもまたあるということです。

100パーセント満足できる手術は〝ない〟と知っておく

美容整形外科手術に100パーセントはない

もしかしたらあなたも、自分の顔をどう整形するかシミュレーションするのが日課になっているでしょうか。自撮りをスマートフォンのアプリで加工してみたり、自分の理想の顔をしている人の写真を集めてみたり、ペンで実際にラインを描いたりして「こう切って、ここをこのくらい削って……」と、自分の理想をこと細かにイメージしているかもしれません。

けれども実際の美容整形手術で、あなたの理想が100パーセント叶うことは、〝絶対に〟ありません。

まず、あなたが描く理想像と、医師が理解したあなたの理想像が完全に一致することはあり得ないからという理由がひとつ。良心的な医者であれば、あなたの理想をできるだけ共有しようと試みてくれるはずですが、それでも〝現実には存在しない〟ものに対して完全に同じイメージを共有することは不可能です。

仮にイメージを共有できたとしても、それを100パーセント実現させることはできません。なぜなら、人間は一人ひとり組織に個体差があるため、寸分たがわず同じようにメスを入れても、同じ結果が出るとはかぎらないからです。むしろ、つねに違うといったほうが正しいでしょう。

そのため、どんな名医であっても、術前に術後の形を完全に予測することはできません。皮膚の質も厚さも、その奥の血管の枝葉の形状も血流の多さも人によって少なからず違いますから、人間の組織というものは、実際にメスを入れてみなければわからないことのほうが多いのです。

同じように、術後にイメージどおりに回復するかも個体差があり、やはりやってみなければわかりません。どんなにうまくいっても、術前にイメージした理想像が100パーセント叶うことはないのです。

そしてまた、医師が「手術は予測したとおりに成功した」と思っても、患者であるあなたが「思っていたのと違う。失敗だ」と思う可能性は、どこまでいってもゼロにはなりません。

美容整形外科手術とは、そういうものなのです。

必ず成功するという保証もない

たとえば、一重まぶたを二重にする手術などは、「簡単な手術だから失敗なんてないんじゃないか」と思っている方もいるかもしれません。

でも、整形手術に簡単なものはひとつもないですし、どんな整形にも成功するという保証はありません。

「失敗」とは「あなたの理想とは違う結果」のことですから、手術自体は可能だけれど、あなたが望む理想どおりの二重まぶたにはそもそもならないかもしれないというリスクも、つねにあるわけです。

整形手術は医療行為そのものです。そのため、たとえ医師側に落ち度がなかったとしても、メスを入れたり、あるいは異物を体内に入れれば、予測不可能な反応が出ることもあります。どこまでいっても、リスクがゼロになることはありません。

整形手術は、あなたの理想が１００パーセント叶う前提で受けてはいけないものなのです。

信頼できる美容外科医の見極め方

本当に相談できるドクターの選び方

いちばんの理想は、あなたの容姿の「見た目」の悩みの深さに共感し、「どこをどう治すのがよいか」を提案してくれる医師です。

身体醜形症の診断ができるのは確かに精神科医だけですが、美容整形外科医であっても、その兆候に気づくことはできるはずですから、患者さんにこころの問題が見え隠れする場合に、精神科医と連携がとれるような仕組みができれば、本当に理想的だと思います。

ただ現状は、こころの問題は精神科、整形は美容外科と縦割り構造ですから、個々の医師の力量が頼りともいえる状況です。

あなたが実際に整形しようとなった際、私は元形成科医として、ちょっとシビアな視点で美容外科医の優劣の見極めをせざるを得ません。

まず、形成外科医を経て美容外科の道へと進み、多店舗展開しているチェーン店ではない個人クリニックを経営している医師が望ましいと思います。マニュアル通りの料理を出すファミリーレストランを選ぶか、シェフのいるレストランあるいは一流のシェフのいるグランメゾンを選ぶかの違いと考えるとわかりやすいかもしれません。

そして、医師が直接カウンセリングをしないクリニックは、避けたほうがいいでしょう。あなたが会うべきは、いつでも施術を担当する医師本人です。

どんな手術をするか、術後の経過がどうなるのか、詳細な説明があるのも基本です。「インフォームドコンセント」とは医師側の問題で、患者に充分な説明をして同意を得られているかを問う基準ですが、現在の医療の現場では、インフォームドコンセントもすでに古い概念になりつつあります。「シェアードディシジョンメイク」（共同意志決定）といって、患者と医師が相談して合意するという考え方が主流です。

美容整形にも、そうした合意システムが求められるべきだと思います。

美容外科が非常に安価でカウンセリングの場を設けている目的は、「あなたからの相談を受けるため」ではなく、「あなたに商品を売るため」の営業です。

必要以上の施術はおこなわないという良心的な美容整形外科医もいますが、ほとんどが商売目的だということを理解しておく必要があると思います。

もちろん、人間性に信頼感が持てるかどうかも外せません。医師に会った際の、あなたの直感を大切にしてください。

医師の実力は経歴でわかる

ただ、技術面で医師としての力量が信頼できるかを確かめるためには、やはり医師の経歴を見るのが当たらずとも遠からずだと思います。少し偏見をはらんだ表現になりますが、医師の場合、多くは学歴や職歴がその人の実力を物語ります。どの大学で学び、どんな病院に勤めていたかは、その人が持つ知識や技術を見極める材料になります。少なくとも、院長の学歴職歴が書かれていないようなクリニックは信頼できません。

そのほか、施術を安売りしていないこと、強引に施術を勧めてこないことも見極めのポイントになります。名医であるほど技術の安売りはしませんから、あまりに安価なところは要注意です。また、高額な手術の決断をその日のうちに迫るようなクリニックも、やめたほうがいいでしょう。

もうひとつ触れておかなくてはいけないのが、韓国での整形手術です。

一定のクオリティの高さがありながら安価であるのは魅力的ですが、アフターケアやトラブルが起きたときの対処に大きな問題があるのは確かです。

整形手術を受けるということは、心身ともにアフターケアが必要な重大な決断ですから、やはり術後も相談できて、トラブルにも対応してもらえる環境を整えてから臨むべきだと思います。

ベストな質問は「どこをどう治したら、よくなりますか？」

医師の提案をできるだけ引き出す

インターネット上で多くの情報や知識を得られますから、あなたもいろいろ調べて、自分の顔を「こう治したい」という具体的なイメージを持っているかもしれません。実際のクリニックでも、患者さんの希望どおりに手術をする傾向があるようです。

けれども本来、美容整形外科医は「容姿の美しさ」のプロですから、「そこを治すより、ここをこう治したほうが、もっと自然な美しさを実現できる」という意見を持っているはずです。

そのプロの意見を引き出したほうが、素人のあなたが主導権を握るよりも、手術そのものの達成率も上がりますし、結果的にも満足できる仕上がりになります。

たとえば、私のところへいらっしゃる患者さんのなかには、「顔が四角いのをどうにかしたい」「もっと女らしい顔にしてほしい」「男らしい顔になりたい」という漠然とした希望をおっしゃる方もいますが、そうしたイメージを叶えるには何をすればいいか、きちんと答えを持っているのがプロです。

反対に、あなたが希望した鼻の形を見て、「そんな鼻にしてしまうと全体のバランスが崩れてしまう」とわかるのもプロです。

しかし残念ながら、不自然になるとわかっていても、利益になるので「いいですよ、そうしましょう」と手術してしまう医師が多いのが現実です。あなたの希望を即ＯＫしてしまうような医師は、はっきり言えばノンプロ美容外科医ですから、提案が何もないようなクリニックは敬遠するにかぎります。

有能で信頼できる医師かどうかを見極めるために、必ずこう質問してください。

「○○のようになりたいのですが、どこをどう治したら、よくなりますか？」

そこでいくつかの案を提示してくる医師であれば、まずは合格です。あなたの希望と照らし合わせながら、あなたが納得のいく方法を一緒に探り、納得したうえで合意できる案を選択してくれる医師なら大丈夫でしょう。

そういう意味でも、手術のリスクや術後の経過に関して充分な説明がない医師のもとでは、絶対に手術を受けてはいけません。必ずトラブルになります。

術後もこころのケアを欠かさずに

ダウンタイムに備えておく

美容整形は、手術したら終わりではありません。そこからはじまると言ったほうが、もしかしたら正しいかもしれません。

先ほども少しお話ししましたが、手術のあと日常生活を送れるようになるまでには「ダウンタイム」という期間が必要です。

たとえば、プチ整形と呼ばれるメスを使わない埋没法の二重手術でも、糸で皮下組織を癒着させるわけですから、術後はまぶたが腫れます。

術後すぐの過ごし方については、患部のアフターケアや生活するうえでの注意点など、医師から必ず説明があるはずですが、その腫れが引いて、術前に予定した自然な二重の幅になるまでには、最低でも1～2か月かかります。

完全に自分の顔に馴染むようになるまでには、おそらく半年ほどはかかるでしょう。

また回復のスピードには、とても個人差があるということも考慮しておく必要があります。

このように、美容整形の施術はダウンタイムが思いのほか長いのです。

このとき、あなたのレジリエンスが試されます。手術後はどうしても気分が落ち込むからです。

「本当にこれでよかったのかな」「腫れが引いたあと、違和感が残ったらどうしよう」

不安や心配が、ひっきりなしにわいてくると思います。

そこでレジリエンスが弱いと、あっという間にうつ症状が出てきます。あんなに願っていた整形手術がついに叶ったというのに、こころは未来への希望や期待よりも、不安と後悔に覆われてしまうのです。

そして前にもお話ししたように、「自分の見た目が許せない」というあなたの悩みが、思い込みにとらわれた〝虚の壁〟であった場合、たとえ手術の結果に満足しても必ずまた別の不満を感じ、別の手術を切望するようになります。

一方で、あなたの悩みが本当に形成美容外科の対象になる〝実の壁〟であるならば、美容整形手術で壁を崩し、前に進めるようになります。

あなたの壁が〝実〟なのか〝虚〟なのかを判断することが、とても重要なのです。

にもかかわらず、現在の精神医学はその判断を避け「身体醜形症に美容整形手術は禁忌」と一律にあつかい、責任を回避しています。その結果、回復できるはずの患者さんも救われないという現実があるのです。

ネガティブな思考や感情を軌道修正する

思い出してください。なぜ、あなたは整形を望んでいたのかを。

前より綺麗になってコンプレックスをなくし、自分に自信を持って生きられるようになるためだったのではないでしょうか。

私がカウンセリングをしている患者さんには、術後にも必ずＡＢＣ分析（151ページ）をつづけてもらいます。不安な気持ちがわき起こってきたら、自分の思考や感情を書き出して、ほかの考えに置き換えていきます。客観的に自分の考えを眺めることで、マイナス面にとらわれている自分に気づき、軌道修正するのです。

思考や感情をとにかく書き出してみるだけでも、とても助けになると思います。モヤモヤわき起こる漠然とした不安は、具体的な言葉で表現されることによって、論理的に理解する助けとなり、確実に小さくなります。そして私はできるだけニュートラルな立場で、医学的なアドバイスをします。

この工程を繰り返していれば、こころがネガティブな感情ばかりに押しつぶされてしまうことはありません。抑うつ状態からも脱出できると思います。

容姿の問題は、究極的には「こころの問題」です。あなた自身が「今の自分のあるがまま」を受け入れることさえできれば、何も心配はありません。術後にもしっかり自己分析をして、こころの免疫力《レジリエンス》を維持しつづけてほしいと思います。

もし、整形依存症になってしまったら

「今」がベストなタイミング

朝から晩まで鏡を眺めては、コンディションの良くない部分を探すようになり、違和感のある部分にはすぐにメスを入れる。スマホで話題の美形の画像を眺めては、「今度はここを治したい」とつねに考えている。そして「欠点」をみつけてがまんできなくなって、また整形手術に走ってしまう。

整形を何度繰り返しても、いつもどこか少しだけ気に入らない。だから次回の手術を終えたら、きっと世界が変わると信じている。けれど時間が経つと、もとの醜い自分に戻っている気がして、いてもたってもいられない――。

これが、整形依存症に陥っている人の典型的な症状です。そして整形依存症になっている人のほぼ１００パーセントが、身体醜形症でもあります。

手術を何回以上したら整形依存症なのかという定義や診断基準があるわけではあり

ませんが、「依存症」ですから、アルコール依存や薬物依存と同じで、簡単にやめることができません。加減ができないので、依存から脱するためには「いっさい断つ」以外に方法はありません。

美容整形はすればするほど、感覚が麻痺していきます。不自然なものでも毎日鏡で眺めて見慣れてしまえば自然に思えてしまうため、他人から見れば「いかにも不自然な整形顔」になっていても、自分ではそうと気づけないのです。

美容外科医が見ればその不自然さはあきらかですから、本来なら整形する側がドクターストップをかけるべきところです。しかし実態は、収益のために本人が希望するままに手術をしてしまう美容外科も少なくありません。

仮に医師から「これ以上はノー」と言われても、あなたは別のクリニックに予約を入れて駆け込んでしまうのかもしれません。

もしも、あなたのこころのどこかに「自分は整形依存かもしれない」という気持ちがあったら、今が整形をやめるベストなタイミングです。

何度もお話ししたように、美容整形を含む外科手術は不可逆ですから、いちどメスを入れた部分をもとに戻すことはできません。そして整形を繰り返した顔は、ある一時点を境に崩れていきます。ある時点とは、あなたにとって美容整形が到達できる最高地点です。そのあとはどんな名医が手術しても、自然な顔に戻ることはありません。

「整形依存かもしれない」とあなたが自覚するとき、すでにその折り返し地点（臨界点）を越えている可能性があります。そこで気づいて折り合うことができないと、下降をたどるしかありません。一生、顔にメスを入れつづける人生を送るしかないということです。

折り合うべき地点で折り合いをつけるには、レジリエンスがどうしても必要です。ここまで来たのだから、今の自分でいいんだ――そう思える力をつけるしかありません。

精神科にかかるなら

整形依存になるほど身体醜形症が悪化している場合、こころの治療をしなくてはなりませんから、本来は精神科の受診を勧めたいところです。

ただ、身体醜形症に理解のない精神科医のもとへ行っても、残念ながら薬を処方されるだけになる可能性もあります。

たいていの場合、身体醜形症になると不安障害やうつ病の症状も出ていますから、抗不安薬や睡眠導入薬、あるいは抗うつ薬を出されることになるでしょう。

数分のカウンセリングで薬を処方され、「2週間後にまた来てください」と言われ、症状が改善していなければ薬を変えたり、増やしたりすることになります。しかし、それでは解決にならないのはお話ししたとおりです。

おそらく、デパスやメイラックスなどの抗不安薬や、ハルシオンやネルボン、マイスリーなどの睡眠導入薬、それからパキシルやルボックスなどの抗うつ薬SSRIを処方されることになると思いますが、いずれも依存性があり、一度飲みはじめるとやめるのがむずかしい薬ばかりです。こうした薬を長期間ためらいなく処方する精神科医は、あなたのことを本気で治そうとしているのか疑わしいと思います。

本来、精神科で処方する薬は、ストレスが要因の神経症圏の病気では、一時的な使用が基本で、飲みつづけてはいけないものです。けれども日本の保険医療のシステムは、カウンセリングでは時間のわりに収益が出ず、薬を処方して短時間で診療を終えることで収入を得る仕組みになっていますから、薬の処方がメインの対応をする精神科が多いのは無理からぬ事情でもあるのです。

薬を飲みつづけると、いずれは身体に耐性ができて効かなくなりますから、どんどん薬の量も種類も増えていくことになります。そして薬が切れれば、リバウンドで不安などの精神症状や吐き気、食欲不振、だるさ、震えなどの身体症状が現れたりと、離脱には時間がかかります。その苦しさを避けるために、結果的に薬に依存してしまう危険性もあります。

一時的にどうしても薬が必要な局面はあるにせよ、根本的な治療にはなりません。もし、あなたが受診した精神科で即座に薬を処方された場合は、別のクリニックを訪ねてみるのも良いかもしれません。

自費診療でも親身になってくれる医者を

傷みきっているこころを回復させるには、生活のリズムや食生活を整え、とらわれにゆがめられている思考のクセを治して、レジリエンスを高めていくしかありません。整形依存も身体醜形症も、このプロセスなしには改善しないと言えるでしょう。

あなたに「整形依存かもしれない」という気持ちがあって、誰かの助けが必要だと感じるなら、「カウンセリングや認知行動療法をします」という精神科医を訪ねてください。

そうした精神科はたいていい自費診療ですから、費用は安くないかもしれません。けれども、今のあなたに必要なのは薬の処方ではなく、あなたの苦しみに耳を傾け、レジリエンスを高める手伝いをしてくれる精神科医です。あなたの容姿の悩みを頭から否定したりせずに、共感を示してくれる医師であるかどうかも重要なポイントです。「本当に整形をしなければいけないほど醜いのか」と問うところから治療をはじめ、あなたのとらわれに対しての考え方を変えていきます。

あなたの生活面にまで気を配り、根気よくカウンセリングをしてくれる精神科医であれば信頼できると思います。

症状をそのままに、自分らしく生きる

今のあなたはまだ、「自分は醜くて、整形しなくてはどうにもならない」という気持ちを消せずにいるかもしれません。できることなら人目を避け、自分の顔をどうにかすることだけを考えていたいと思うかもしれません。

その一方で、「もっと自分らしく、自信をもって生きられるようになりたい」「人とかかわって、人生を充実させたい」とも思っているのではないでしょうか。

大切にしたいのは、あなたのその「より良く生きたい」という欲求、意欲です。

不安や焦り、そして「醜いから整形したい」というとらわれの症状を否定しようとすると、あなたはいつまでたってもスタートラインに立てません。なぜなら、自分以外のことに目が行かず、自分の見た目にしか関心が持てなくなるからです。

けれども、「より良く生きたい」という欲求のほうを優先しようとするなら、症状を抱えたままであっても、一歩を踏み出すことができます。

まずは生活サイクルを整え、1日3食しっかり食べて、考え方のクセを修正する練習をして、レジリエンスを高めていってください。もちろん、すべて完璧にこなせなくても心配ありません。できることからでいいのです。

今はまだ信じられないかもしれませんが、毎日たんたんと規則正しい生活をつづけていくと、あなたのこころの「もっと生き生きとしたい、人並みに生きたい、人生を充実させたい」という欲求が、むくむくと強まってくるのに気づくと思います。

そして、これまで唯一の関心事だった自分の見た目に対するとらわれのほかに、あなたをとりまく社会や他者への関心がわきつつあるのを感じるはずです。

あなたは決して、ひとりで生きているわけではありません。当たりまえと思える日常のあらゆるシーンに、さまざまな人とのかかわりが存在しています。誰かが育ててくれた食材を食べ、誰かが運転してくれるバスや電車に乗り、誰かが発信するニュースやSNSに共感し勇気づけられているという現実が、目のまえにあるのです。

それまで視界に入ってこなかったそうした現実に気づいたとき、あなたのレジリエンスはまさに強くなりはじめています。

あなたは、わき上がる不安や焦りを持ちこたえ、「見た目をどうにかしたい」というとらわれをいったん脇に置いて、「自分らしく、より良く」生きるための一歩を、まさに踏み出そうとしている自分自身に出会うことになるでしょう。

そこにいるのは、「あるがまま」の自分を受け入れることに成功しつつあるあなたです。

おわりに

本書を最後まで読んでくださり、ありがとうございます。

身体醜形症は、とても誤解を受けやすい疾患です。こころの病でありながらも、ご本人は「顔」への美醜にとらわれているため、その訴えは外見の悩みとしてあらわれます。そのため美容整形外科へ行っても、精神科や心療内科に行っても、コインの表裏の片面しか見てもらえず、ご本人が納得できる治療の道が見えてきません。そのせいでつぎつぎ整形手術を受け、整形依存に陥って苦しんでいる方も多くいます。

一方で、多種多剤な大量の精神薬を処方され、心身のバランスを崩している方も少なくありません。

すべての病気の治療は、患者さんの悩み苦しみを軽減することからはじまり、最終的には苦しみから解放され、社会復帰して自分らしい人生を取り戻すことを目指すためのものです。

ただ、現在の身体醜形症に対する精神科医療は、残念ながら患者さんの苦しみに正面から向き合っているとは言えないかもしれません。本来、患者さんに寄り添い、共感とともに治療にあたるのが精神科医療の金科玉条ですが、現実は、アメリカ精神医学会の診断マニュアルＤＳＭやＷＨＯの国際疾病分類ＩＣＤの診断基準を満たせば身体醜形症と診断し、外見の問題は放置したまま、薬だけ処方するというのが実態だからです。

たしかに、身体醜形症の患者さんたちの外見は、客観的に見て大きな問題がないことも多く、むしろ美男美女である場合も少なくありません。しかし顔へのとらわれから逃れられない。それこそが身体醜形症の主たる症状です。その苦しみを癒やすのは、薬の処方だけではないことはあきらかです。

本書は、自分の顔や見た目がどうしても許せず、つねに顔や見た目にばかりとらわれてしまうという苦しみを抱えている方たちに、その苦しみから抜け出る道があることをお伝えしたくて書いた一冊です。

その根底には、これまで精神医学においてはないがしろにされてきた「外見、見た目とこころの関係」に着目した、精神美容形成外科学（psychoesthetic and plastic surgery ＝ＰＥＰＳ）という新分野の発想があります。

本書でご紹介しているマインドフルネスレジリエンス強化療法（ＭＢＲＳＴ）とレジリエント食事生活療法（ＲＤＬＴ）は、身体醜形症をはじめ、不安症やパーソナリティ障害などに対する新しい治療法です。

この治療法にたどり着くまでには、長い道のりがありました。永年、形成外科医として仕事をするなかで、「同じような手術結果でありながら人によって受けとめ方が大きく異なり、その後の生き方もまったく違うのはなぜなのか」という疑問がありました。

その疑問を解くために、人の外見、見た目とこころの相関関係を研究しはじめ、ついには形成外科を辞めて、あらためて精神科の研修医になり、精神医学を学びました。そのなかで、病理の中心にある「こころ」というものが何であるかを問うようになりました。

こころはいったいどこにあるのか、こころと身体はどうつながっているのか。そうした疑問は量子論へと行き着き、最終的には物質が物質波で成り立っているように「こころは波動である」という結論へといたります。形ある肉体としての身体と、形のないこころが相互に影響しあっている事実は、東洋哲学の「心身一如」や「病は気から」という喩えが身近にあるように、私たちはふだんから実感しています。そこで、現在ではまだ科学的に証明できませんが、「身体―こころ」間の相互伝達には、「霊性(spirituality)」という波動が介在しているのではないかという仮説を立てました。その経緯は、前書『本当に美しくなるための医学』に詳細がありますので、ご興味のある方は参考にしてください。

私たちの身体は、「神経系（主に自律神経）」と「内分泌代謝系（ホルモン）」、「免疫系」、そして「こころ」が相互に複雑系で影響し合いながら絶妙にバランスをとって成り立っています。そのおかげで私たちはつねに一定の健康状態を保ち、たとえ病気になっても、基本的には自然治癒力によって回復してもとに戻ります。

現代医学では、この身体の機能を「ホメオスタシス（生体恒常性）」と呼びますが、そのメカニズムの内実はいまだ解明されていません。ただ、こころにもやはり同じように恒常性があるはずで、その機能を担っているのがレジリエンス（あるいは情動の知性＝ＥＱ）であると私は考えています。あるいはロバストネス（外圧に対する頑強さ、堅牢性）の概念も加えても良いかもしれません。

ホメオスタシスもレジリエンスも、私たちの心身の自律的な統合性を保つ機能(Autonomous Integrity Function＝ＡＩＦ）であるわけですが、この機能はいわば宇宙の秩序そのものとも言えます。私たちは、今生きている社会の影響を受けながら、地球という自然体系のなかで宇宙の一構成員として生きています。それゆえ私たち一人ひとりが、宇宙を構成する森羅万象すべての自律性とつながっているとも言えるでしょう。

そういう意味で「病気」とは、私たちの自律統合性機能（ＡＩＦ）の一時的な乱れであるとも考えられます。とくに身体醜形症や不安症などの神経症性の疾患や、パーソナリティ障害というこころの病は、この自律統合性機能（ＡＩＦ）の揺らぎにすぎず、乱れを整えることで回復する――私はそう考えています。

そして、その回復のためにおこなうのが、こころのレジリエンスと身体の免疫力の強化です。

この治療法をはじめた当初はまさに暗中模索で、効果が出なかったり、逆に悪化してしまったりという症例も経験して苦しみました。試行錯誤するなかでじょじょに治療効果が目に見えるようになり、メソッドとして確立したのが、本書の第3章でご紹介した内容です。マインドフルネスレジリエンス強化療法（ＭＢＲＳＴ）でこころをケアし、レジリエント食事生活療法（ＲＤＬＴ）で身体をケアします。

従来の身体醜形症の精神科治療にはなかったアプローチですから、精神科のこの領域の専門家の方々は懐疑的に思うかもしれません。しかし確実に効果が出ています。

もし、あなたが「顔」「見た目」へのとらわれで悩み苦しんでいるのであれば、本書は必ずや何かしらのヒントになってくれることと思います。

レジリエンスを高め、最終的に目標とする信念は「あるがままの自分を受け入れる」(森田療法の「自然服従」)と「答えの出しようのない事態に耐える力」(キーツの「ネガティブケイパビリティ」)です。ただ、こうした神経症に対する心理療法との基本的な相違点は、目に見える「見た目」の悩みの原因も可能なかぎり軽減するというスタンスにあると言えるでしょう。

本書の素地である「精神美容形成外科学」の立場では、容姿そのものについても、こころと同様にあつかいます。一見すると「思い込み」のように感じられる患者さんの訴えも、実際には合理性があることも(たとえば目の大きさが左右で違う、二重の形が左右で不揃いなど)、ともすると先天性の病気が隠れていることもあります。

もちろん、安易に形成美容外科手術を勧めることはありません。ただ、本書でご紹介してきた治療法を実践し、レジリエンスをできるだけ強化して手術結果を受け入れて折り合える力が備わり、医学的に手術適応があれば、手術がメンタルヘルスの回復への大きな掛け橋となることが充分にありえるのです。

だからこそ、美容整形という可能性を残したまま、まずはこころのレジリエンスを強化するために自分の思考の仕方（自己認識）を知り、食事と生活のリズムを大切にして自分の身体をケアしてください。そうして自律統合性機能が整ったとき、あなた自身の見た目の受けとめ方にもまた、必ず変化がおとずれると思うのです。

最後に、私がこのような治療法を実践するにあたって、還暦を過ぎた老形成外科医を研修医として受け入れ、精神科医療の基礎を教育してくださった特定医療法人群馬会群馬病院の理事長はじめスタッフのみなさん、精神病圏の鑑別診断においてつねに的確なご意見をくださり、ときには私の誤りを指摘しご指導をくださった慶應義塾大学医学部精神神経科教授の三村將先生、また形成外科医の立場から診断や治療にご協力くださった慶應義塾大学医学部形成外科専任講師の坂本好昭先生、美容外科医の立場から私の考えに深い理解と共鳴を示してご協力くださった銀座ヴェリテクリニック理事長の福田慶三先生、そして長年にわたり臨床の場を提供して支えてくださったクリニークデュボワ院長の中原悦夫先生に、深甚《しんじん》なる感謝の意を表したいと思います。

本書の内容が何かひとつでも、あなたの苦しみを和らげるヒントとなり、回復への一助となることを願ってやみません。

中嶋　英雄

参考文献

『ＤＳＭ－５　精神疾患の分類と診断の手引』米国精神医学会、医学書院
『レジリエンスの教科書　逆境をはね返す世界最強トレーニング』カレン・ライビッチ、アンドリュー・シャテー著、宇野カオリ訳、草思社
『森田療法』岩井寛著、講談社現代新書
『自己愛危機サバイバル　摂食障害・醜形恐怖症・自己臭恐怖症の克服・治療』熊木徹夫著、中外医学社
『ささいなことにもすぐに「動揺」してしまうあなたへ。』エレイン・アーロン著、冨田香里訳、講談社
『パーソナリティ障害　いかに接し、どう克服するか』岡田尊司著、ＰＨＰ新書
『愛着障害　子ども時代を引きずる人々』岡田尊司著、光文社新書
『身体醜形障害　なぜ美醜にとらわれてしまうのか』鍋田恭孝著、講談社
『アダルト・チルドレンと家族』斎藤学著、学陽書房
『歪んだ鏡　身体醜形障害の治療』キャサリン・Ａ・フィリップス著、松尾信一郎訳、金剛出版
『ネガティブ・ケイパビリティ　答えの出ない事態に耐える力』帚木蓬生著、朝日新聞出版
『生きる力　森田正馬の15の提言』帚木蓬生著、朝日新聞出版
『ほんとうに美しくなるための医学―美容整心精神医学を創造する』中嶋英雄著、アートデイズ
『マインドフルネスストレス低減法』Ｊ・カバットジン著、春木豊訳、北大路書房
『マインドフルネス入門講義』大谷彰著、金剛出版
『マインドフルネス精神医学』貝谷久宣監訳、新興医学出版社

著者 中嶋 英雄

精神科医、形成外科医。1973年慶應義塾大学医学部卒業、同年形成外科学入室。日本精神神経科学会会員、日本形成外科学会会員、同評議員、理事歴任。日本頭蓋顎顔面外科学会会員、評議員、理事歴任。日本頭蓋底外科学会設立委員、名誉会員。日本脳神経外科学会、日本解剖学会などの会員。1983年慶應義塾大学医学部形成外科学専任講師、1988～2010年同助教授、准教授、2010年から精神科に転科し群馬病院勤務。現在は美容整心メンタル科を掲げ、身体醜形症、不安症などの神経症、整形依存、パーソナリティ障害の治療をクリニークデュボワで対面診療を、美容整心メンタルクリニックで遠隔診療をおこなっている。著書に『ほんとうに美しくなるための医学』(アートデイズ出版)がある。

https://www.biyouseisin.com

自分の見た目が許せない人への処方箋

こころの病「身体醜形症」の治し方

2023年4月10日　初版第1刷発行

著　者 ―― 中嶋英雄
発行者 ―― 下山明子
発行所 ―― 株式会社小学館
〒101-8001 東京都千代田区一ツ橋2-3-1
編集：03-3230-5651
販売：03-5281-3555
印刷所 ―― 萩原印刷株式会社
製本所 ―― 株式会社 若林製本工場
ブックデザイン ―― 阿部ともみ［ESSSand］
カバーイラスト ―― チバコウタロウ
構成･執筆協力 ―― 山本貴緒
企画協力 ―― 株式会社アップルシード・エージェンシー（鬼塚忠・有海茉璃）
DTP ―― 株式会社昭和ブライト
校　正 ―― 玄冬書林
編　集 ―― 木村順治

ISBN978-4-09-311535-3